家傳食療。治百病。

一代中醫《上》

張鐘元
張維鈞
【著】

獨門祕方

目錄

Part 1 腸胃疾病

Part 2 心肺疾病

Part 3 肝膽腎疾病

Part 4 綜合病症

Part 5 婦女病症

Part 6 抗癌養生食療法

醫人講究整體，遇事要採中庸，食物要採平衡

打從有記憶以來，父親經常講些曾祖父的諸多軼聞軼事，當時聽起來總覺得有些不可思議，但今日從事中醫的醫療業務，經過多年思考，曾祖父當年有如此的遠見，尤屬難能可貴。

曾祖父是遜清時代的人物，距今已逾百年，當時的科學發展才剛剛開始萌芽，曾祖父的醫療技術卻已如此卓越，歸究其因，就是曾祖父對於傳統中醫書籍涉獵廣泛而深入，再加上對食醫食療、養生保健也有獨道的見解。他總結出關乎健康最重要的因素，就是「飲食不偏陰陽」。

從父親的敘述中，曾祖父是一位不折不扣的養生專家，他完全體會人與大自然結合的重要性，研究出人與天地相參，他認為人如果學會順應天地、陰陽協調，其不長壽也難。他最有名的一句話，就是「生病是上天給自己最好的機會，讓我們回頭檢視自己長期以來的飲食習慣，到底偏陰偏陽？生病了，只要減少長期所習慣吃的種類，多吃自己不常吃的種類，身體通常會自動平衡過來。」無怪乎曾祖父即將百歲時，其耳聰、其目明，而齒髮並不脫落，原因即此。

「醫人要講整體，遇事要採中庸，食物要採平衡」這是祖父告戒吾等後代子孫，所謂諄諄警語、言猶在耳。父親說，曾祖父當時出診都是坐轎子的，病家只要聽說大進公到，其病已癒大半，顯現患者對曾祖父的信任程度。據說他老人家到病家，習慣是先不看病，反而與病屬聊天，

席間就病人的飲食習慣先作一番瞭解，這就是所謂「食醫食療」的開端。他老人家深知病患飲食寒熱之所偏，配合他所深諳之「整體療法」與「五運六氣」的重要性，然後施四診、定八綱、決陰陽，下處方而病者癒，其效如孚鼓。這是對於「天人合一」和「致中和」的理論遵循奉行，也為他後世從醫的代代子孫立下完美的典範。

祖父擅長外科手術，尤其專研腫瘤病毒，一切惡性腫瘤，當時很多病患慕名而來，求治於惠公，這中間有很多病人於當時的醫學病理檢查出疑似現代醫學的「子宮癌」、「肝癌」、「腸癌」、「乳癌」，諸如惡性腫瘤，祖父以自製的「黑藥粉」治療期成功比例為百分之八十以上，一時之間沿海一帶人稱外科聖手之美名不脛而走。祖父執壺行醫的年代正值二次世界大戰，在日本統治下的台灣，亦免不了遭受戰爭的荼毒，時代的變動下造成許多人流離失所，客死他鄉者不可勝數，祖父或於鄉間路邊見有枯骨，不忍其曝屍野外，皆撿拾集中放於自資興建的一個大祠堂中，使死者能夠安息，其悲天憫人的胸懷由此可見一班。

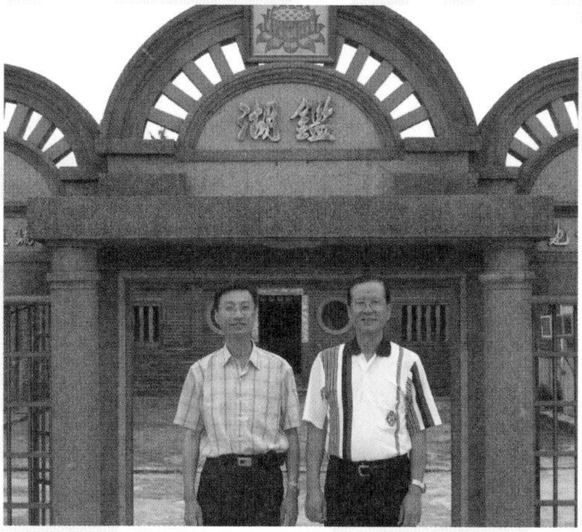
▲父子於懷生堂老家門口合影

第三代中醫是家父錫欽公，得自於家學淵源，加上自身的努力鑽研，於民國五十一年通過中醫特考。他學有專精，尤其擅長外科內治的研發，記憶所及，小時候曾看到他替人拔牙，為人治療眼疾，外傷性的眼角膜出血，他施以中醫的四物防荊湯治療，這在當時是無人能望其項背的。此外，父親對於產科接生堪稱一絕，接生時他以手觸診，即可診斷胎位是否正常。

小時候生長在鄉下，那時候的衛生環境並不是很好，因此皮膚上長疔癰瘡瘤的人特別多，其中以小孩的比例最高。我曾經目睹父親，將受診的小孩用他的雙腳夾住，以防亂跑，然後拿一只士林小刀稍加消毒，一聲令下，小孩身上的膿包膿血應聲噴出，其臭無比，最先跑開的不是受治療的小孩，而是我等在旁觀看者。等到驚魂稍定，傷口開始包紮，父親以自製外科神藥「黃玉膏」塗在紗布，穿入傷口之內做為「藥栓」，若是小膿包則直接塗抹傷口即可，這時往往看到小孩哭的渾身大汗，父親隨即拿個糖果給他吃，小孩破涕為笑，情緒稍安，通常連續換三次藥後完全康復。這黃玉膏的神效不可思議，目前我已將其製法傳給五代中醫張維鈞醫師。

吾兒張維鈞醫師是中國醫藥大學藥學系高考及格中西藥師，服完兵役再考取中國醫藥大學學士後中醫系畢業，具備有藥師和醫師雙重資格，處方用藥面面俱到，頗有乃父之風，加上得自於父母傳承的百年食療法，所以對於食醫食療、醫食同源，他都深入鑽研了然於胸。這次父子攜手合作，將祖傳食療法之部分內容集結成書，期望盡一己之力為普羅大眾減輕病苦、改善生活品質。由於匆促付梓，內容或有疏漏，尚祈讀者諸君、賢達人士不吝指正。

前中醫師全國聯合會 常務理事／台灣中醫師公會 常務理事／台南縣中醫師公會 理事長／懷生堂第四代傳人

張鐘元 書於醫寓 二〇一〇年六月

最緊急的時候，救命的東西就在廚房裡

「食療法」是傳統中醫學理的偉大寶庫，其歷史比中藥學更為悠久，應用更加普遍。究其原因乃中華先民們遭遇病痛時，在早期醫藥難尋的情況下，為了方便取得之考量，往往首先採用「食物療法」，因而累積了大量食醫食療知識。

隨著時代進步、交通發達，中西醫學逐漸發展，各種藥物的取得和就醫便利，簡單方便的食療法於是漸漸受到忽略。中醫經典《黃帝內經》五常政大論中提到：「大毒治病，十去其六……無毒治病，十去其九。」其中「無毒」兩字講的就是食療，一般人都以為藥性強效果才會好，從這段文字看來，食療效果反而領先諸藥。

我求學時期大多住在學校宿舍，同學若是臨時發生病痛總是先求助於我，因為我總是會用身邊易得的食材隨手治癒。記得有一次，同學的香港腳宿疾突然嚴重發作，邊走邊跛的來敲我宿舍的門，我隨即用剛才喝剩已冷涼的茶葉渣揉碎敷貼患處，其原本搔癢疼痛難忍的患處，立刻覺得一陣清涼，半小時後走路也輕

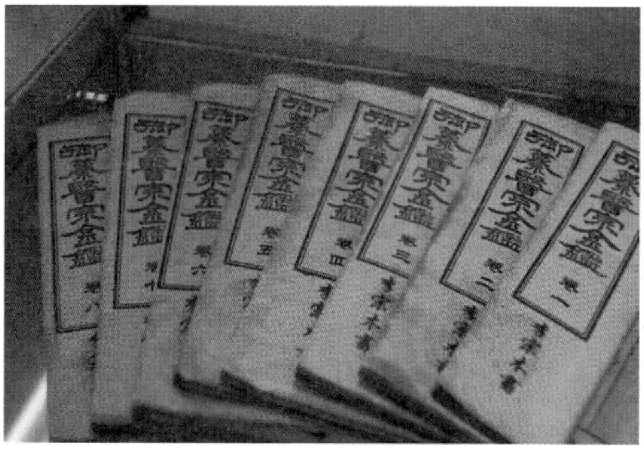

▲清朝所留下古本醫書

鬆許多，我囑咐他改善之後保養的方法，是將一些茶葉磨粉或是將茶包剪開，茶粉就灑在指縫中，結果幾天的時間宿疾就完全痊癒，同學直呼不可思議。

記得以前祖母曾經說過：「**最緊急的時候，救命的東西就在廚房裡。**」的確，記得有一次走樓梯不慎從高處掉下腳跟著地，腫脹疼痛不可忍，照X光發現腳跟骨有一道小裂痕，這種情況下要好幾天才能消腫，骨裂需幾個月才能癒合，應免不了要拿拐杖。當下，我從冰箱拿出一塊豆腐壓碎攤在棉布上冰敷兼包紮，躺在沙發上看了一部電影，兩小時之後就消腫了，走路疼痛也減少一半以上，再換一次「藥」，配合清淡飲食，多吃香菇、木耳，隔天走路只剩微跛，不到一週就完全不痛了。類似的案例不可勝數，這都得力於祖傳食物療法的簡易有效。

本書《五代中醫（上）家傳食療治百病》，是經過一百多年來居住在台灣的歷代祖先去蕪存菁，將古法不斷改良，更適合當代在地人的體質。許多人覺得食療法是不傳之祕，怎捨得公諸大眾？我們認為救人的方法越多越好，方不負父親和我身為醫師之天職。

濟生中醫院長
懷生堂第五代傳人
張維鈞

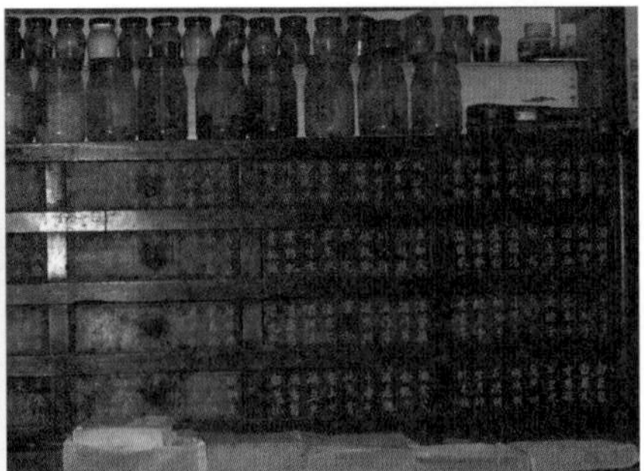
▲第一代懷生堂老藥櫃

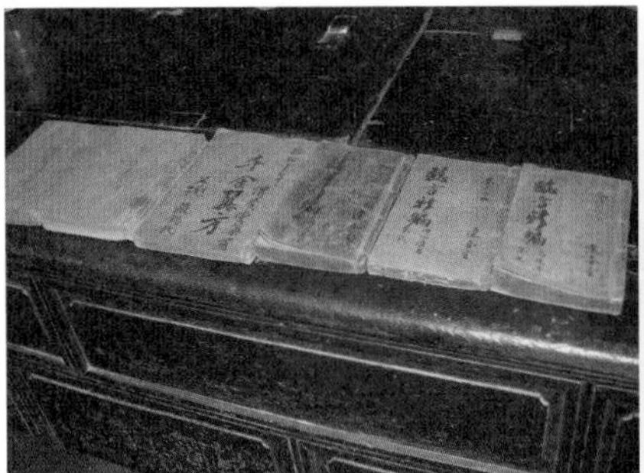
▲第二代留下之手抄本

Part 1

腸胃疾病

古時候的人粗茶淡飯，但卻顯少有消化疾病；
反之，現代人營養充足，
卻出現消化不良、胃痛、痔瘡、腸胃炎等問題。
隨手可得的蔬菜水果，加上老祖先智慧，
即可解決惱人病症。

最佳涼補藥方 三草烏骨雞湯
改善小兒瘦小體型

日常生活中，充斥著許多高蛋白、高脂肪、高糖份的食物，造成現代許多小孩容易產生極端過胖或是過瘦的身材。很多人覺得奇怪，高蛋白、高脂肪、高糖份都是高熱量的食物，理論上孩子應該都是白白胖胖的，為何卻會出現過瘦或發育不良的體型？

辨症重點

瘦弱孩子 多屬熱性體質，肝火或胃火很旺。

虛胖孩子 多屬寒性體質，抵抗力不足，易生病。

瘦弱孩子屬於熱性體質，要用「涼補」，而非「溫補」

許多父母很疑惑，小孩三餐吃的都是有營養、高熱量的食物，甚至偶爾還會喝雞湯進補，但卻仍是瘦巴巴，不見長肉。瘦弱的身體彷如弱不禁風，別人還以為小孩是受到虐待，沒有東西吃才這樣。

其實，瘦弱的小孩通常屬於熱性體質，也就是肝火或是胃火旺，因為這把「火」的關係，身體能量不斷被過度燃燒消耗，而媽媽卻一直以溫補的方式給小孩進補，這把火越補越旺，當然也就愈補愈瘦。

建議父母這時候要用「涼補」的方式，而不是用「溫補」，涼補當中的「涼」可以減

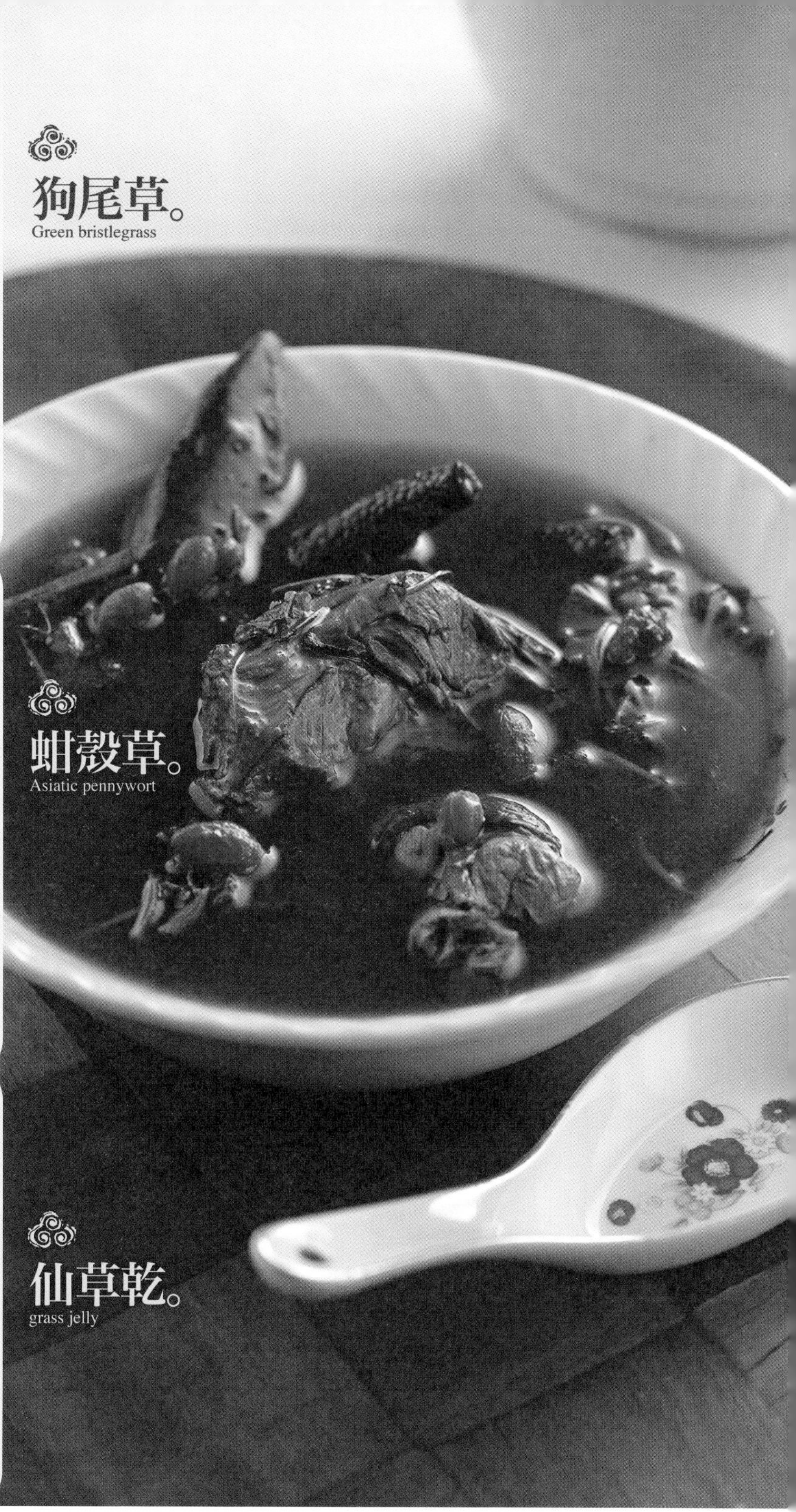

狗尾草。
Green bristlegrass

別名 兔尾草、狐狸尾、山貓尾、通天草等。

來源 多年生亞灌木，花序形狀似動物尾巴，全草入藥。

性味 味淡，性涼，溫潤。

功能 散瘀止血、清熱止咳、活血通絡、健脾開脾、助消化、利尿。

蛐殼草。
Asiatic pennywort

別名 雷公根、大葉金錢草、馬蹄草、積雪草、蛐殼草、銅錢草、落得打。

來源 多為傘形科植物積雪草的乾燥全草。

性味 苦辛微寒。

功能 清熱解毒、除濕利尿。可用於治療中暑腹瀉、癰瘡腫毒、心臟問題、水腫、支氣管炎、咳嗽聲音沙啞、皮膚外用藥。

仙草乾。
grass jelly

別名 涼粉草、仙草乾、洗草。

來源 唇形科仙草屬一年生的植物。割取地面上的莖葉，晾乾或日曬成乾後使用。

性味 甘淡寒。

功能 清暑熱，解臟腑熱毒。治酒風、濕火骨痛、消渴、高血壓。

火，保護身體能量不會被過度燃燒消耗，「補」才能發揮滋養身體的作用，能量得以保存，營養得以累積，當然就會漸漸長肉而強壯起來。

我祖父傳下一帖很好的涼補食補藥方「三草烏骨雞湯」，可以滋陰、降火、補血、補氣，不會燥熱，也沒什麼苦味，堪稱有效用又好吃，不用擔心小孩會抗拒吃補。

【三草烏骨雞湯，適合哪些人吃？】

- 小兒體瘦、發育不良，兼有喜冷飲、喜肉食、躁動不安、睡眠不安穩、夜多夢者，都很適合吃這帖涼補藥方。
- 其他例如，夏日中暑者，出現口渴、疲倦、胃口差或腹脹等症者；濕熱體質者，容易口乾煩燥、火氣大、胃悶痛、稍食即飽或胃口奇佳、小便黃、大便黏或臭者，也都適合。

食用禁忌 容易腹瀉的人不適合吃這帖藥方。脾胃虛寒，出現面色蒼白、大便夾有不消化的食物者也不適合。

五代獨門食譜

三草烏骨雞湯。

材料

狗尾草5錢、仙草乾（可至草藥店購買）5錢、蛤殼草3錢、枸杞2錢、1/4隻烏骨雞或雞腿2隻。

作法

壹 將所有材料清洗乾淨。

貳 將藥材加入十碗水，煮成五碗的量。（亦可以濾網過濾去除藥渣。）

參 加入食材，即1/4隻的烏骨雞或2隻雞腿燉煮。

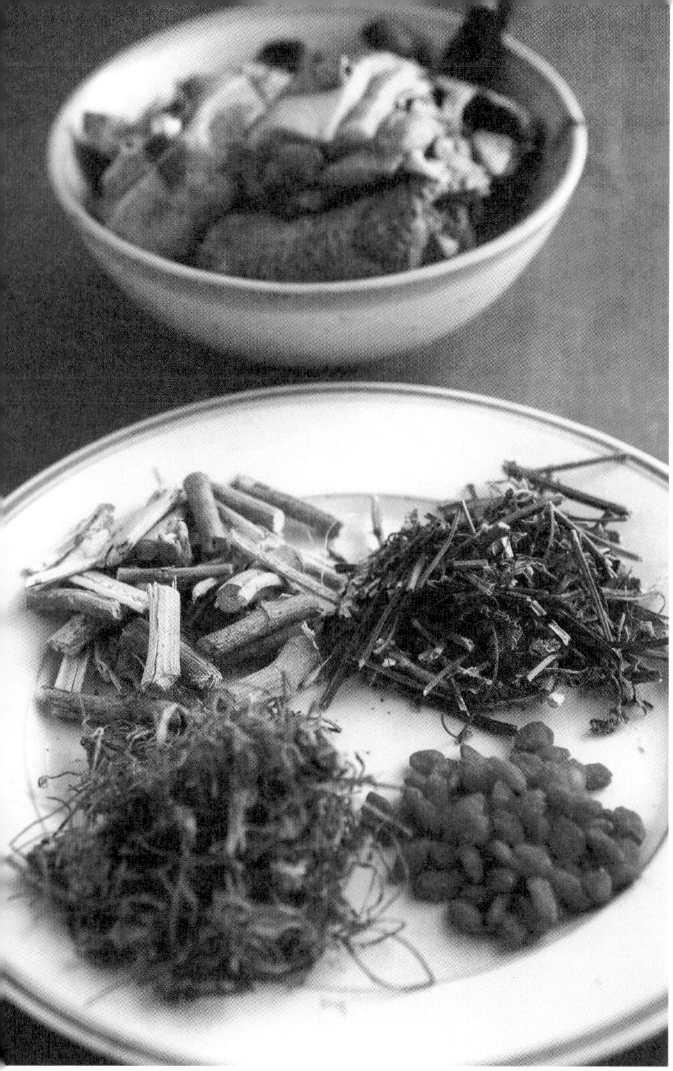

吃法

一週吃一帖，連續3個月。進餐時同時服用，喝湯吃肉，為確保新鮮，兩天內必須吃完。也可以只喝湯，飯前喝效果最好，一次一碗。

自製風乾橘子皮
改善脹氣痰多現象

我在廣州醫藥大學攻讀醫學博士時，下課有空就會到他們的傳統市場走走逛逛，無意間發現一個很有趣的現象。當地的橘子有兩種賣法，買去皮的橘子，會比買整顆連皮帶肉的橘子便宜。可見他們多麼重視橘子皮的價值，在他們眼裡，橘子皮比橘子肉來的珍貴。

陳皮有行氣作用，助於肝、脾、肺氣的運行

中藥店的陳皮，即為橘子皮風乾再炮製而成的，所以陳皮既可以說是藥材，也可以算是食物。「脾為生痰之源，肺為貯痰之器。」陳皮對於脾胃和肺臟很好，有行氣兼化痰的效果，若患有咳嗽痰多或腸胃脹氣的毛病，中醫稱之為「氣滯」，陳皮可以很溫和的刺激腸胃道和氣管，讓平滑肌和纖毛蠕動變好，痰容易咳出來，腸胃也會變好。

陳皮是一個很好的養生聖品，它對於脾胃、肺氣、肝氣有很好的行氣作用。現在的人常常大吃大喝，或是灌太多冷飲，會產生脾胃氣滯的現象，容易有反胃、嘔吐、脹氣症狀，或是一時貪涼，導致感冒咳嗽痰多，只要以陳皮浸泡熱水，熱熱喝下，就能立即改善。

陳皮。
Dried citrus peel

別名 芸皮、桔紅、溫橘紅。

來源 芸香科柑桔的成熟果實外皮。

性味 甘溫微辛。

功能 和中理胃、下氣化痰，可用於治療脘腹脹滿疼痛、食慾不振、痰濕咳嗽。

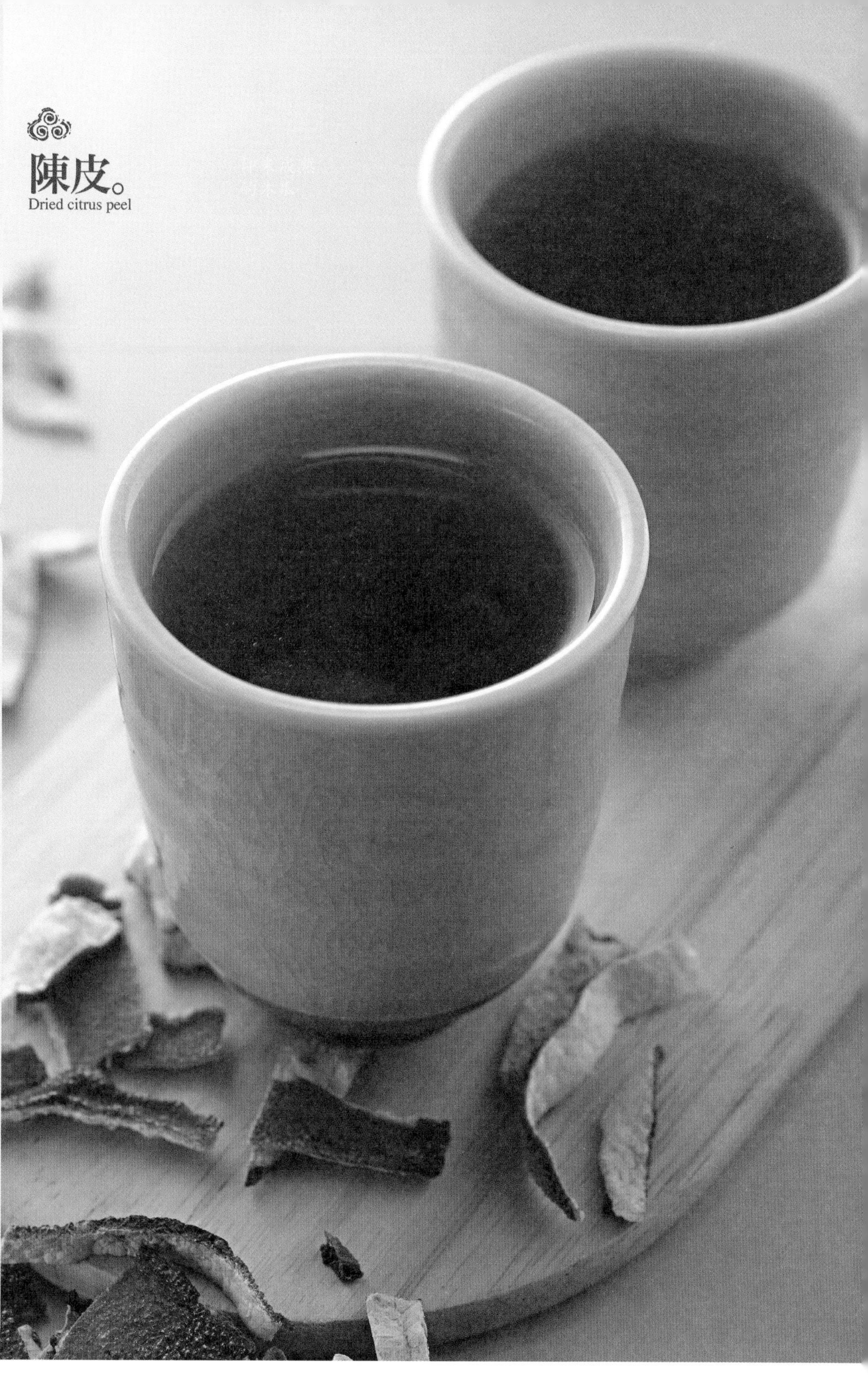

自製陳皮簡單又衛生，放越久性質越溫和

製作陳皮很簡單，可以用橘子皮先陰乾再曬乾，吃起來的口感比較有彈性，完成後放於密封罐中，置於常溫下都不會壞，剛做好的乾橘皮帶有苦味，刺激性也較大，放越久性質越溫和，放到顏色變成暗褐色時就是陳皮，此時味道也變得清香。使用時，只要取一小片，沖熱水，就可以消除脹氣、消化不良、咳嗽、痰多等不舒服現象。

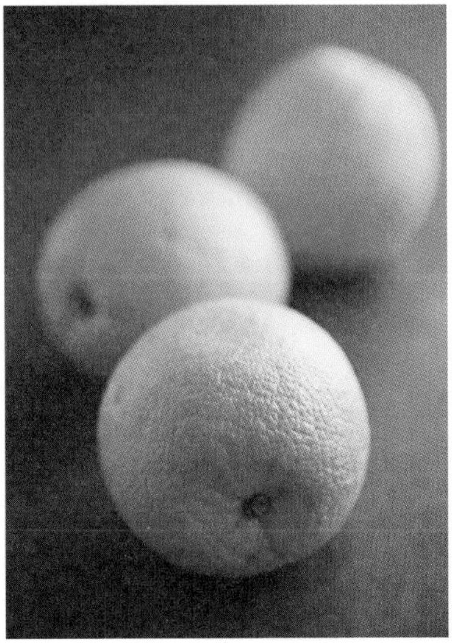

【風乾橘子皮，適合哪些人吃？】

現代人經常吃得的過飽，趕時間吃得的過快，或常喝冷飲導致的消化不良、脹氣、咳嗽，都可以食用。感冒咳嗽痰多或兼有胃口差、吃一點就脹氣的人也可以多吃陳皮。夏天濕氣重，容易出現疲倦、沉重、納差（即胃口差）者也適合吃。

食用禁忌

肺胃燥熱者，出現口渴、乾咳大聲、咳勢猛、易飢、容易脹氣疼痛、大便硬者，不要單獨沖泡橘紅，可加潤肺胃的麥門冬共同沖泡。

五代獨門食譜

DIY自製風乾橘子皮。

材料

橘子10粒。

作法

壹 將橘皮刷洗乾淨、剝除、陰乾。放在陽光下曝曬至乾，或在室內通風處陰乾2～3天至水分完全蒸發曬乾至可折斷的程度。（圖1）

貳 將曬乾的橘皮剪成條狀，放入鐵鍋中炒10分鐘，放涼，再放入密封容器中即可長期保存。（圖2）

吃法

每次取大約1錢～2錢的份量，以熱水120cc泡軟即可使用，也可以加點冰糖。感冒傷風流鼻水咳嗽痰多時，可以加紫蘇葉同等份量沖泡15分鐘，趁熱喝下，以化痰並驅趕風邪外出。紫蘇葉在中藥店即可購得。

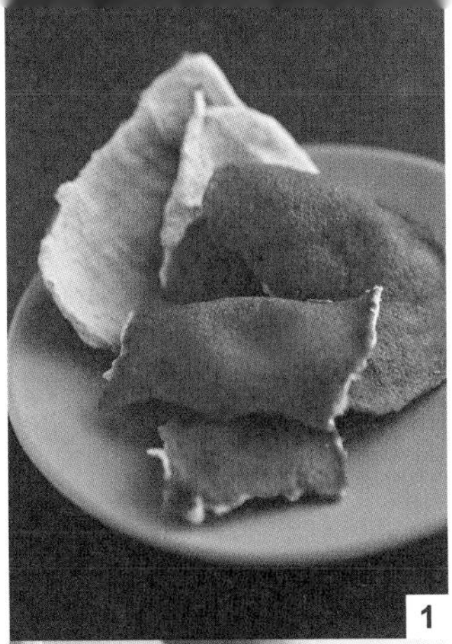

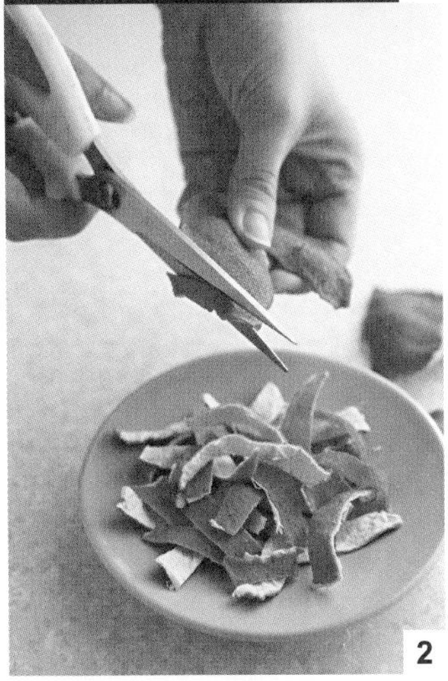

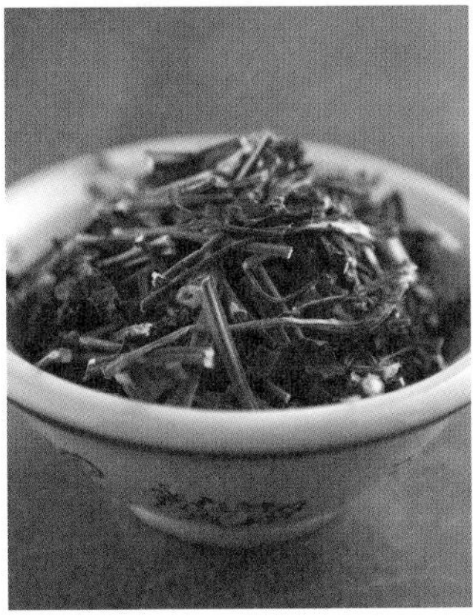

▲ 橘子皮加入紫蘇葉沖泡熱水，可以驅趕風邪。

千年中藥帖 小柴胡湯藥茶

改善嘔吐、心煩

西醫通常是以科學的力量，不斷研究疾病發生的微觀因素，比如說嘔吐。西醫研究得知延腦有個嘔吐中心，再進一步研究發現，止吐劑能夠抑制這個嘔吐中心，降低噁心不適，改善嘔吐情形，於是對於嘔吐的患者給予止吐劑的藥方。

這方法看起來很科學很合理，但如果進一步思考，如果噁心嘔吐的症兆是人體為了保護我們的正常運轉而啟動的，勉強將它抑制住，對身體是好的嗎？

辨症重點

虛症嘔吐　胸悶、身體忽冷忽熱、頭暈、不想吃東西。

實症嘔吐　胃痛、口渴或苦、身熱煩躁、小便黃、大便硬。

嘔吐不是止吐就沒事，其出必有因

急性胃炎或食物中毒，胃裡感染了很厲害的細菌，它們以胃中的食物作為營養迅速繁殖，破壞我們人體細胞，這時候延腦當然會啟動嘔吐中心的功能，將胃中食物和細菌迅速排出體外，保護我們免於受到細菌的強烈攻擊。

但若以西醫很「科學」的治法就是使用止吐劑抑制嘔吐中心，雖然我們會因為不再嘔吐而感到舒服許多，但是這樣一來，所有的細菌就會停留在體內，漸漸造成更大範圍的破壞，

柴胡。
Chinese herbal medicine

別名 北柴胡、狹葉柴胡。

來源 繖形科柴胡（北柴胡）或狹葉柴胡（南柴胡）的乾燥根。

性味 苦、平。

功能 疏肝解鬱、解熱鎮痛、鎮靜安神、升陽、抗菌及抗病毒。

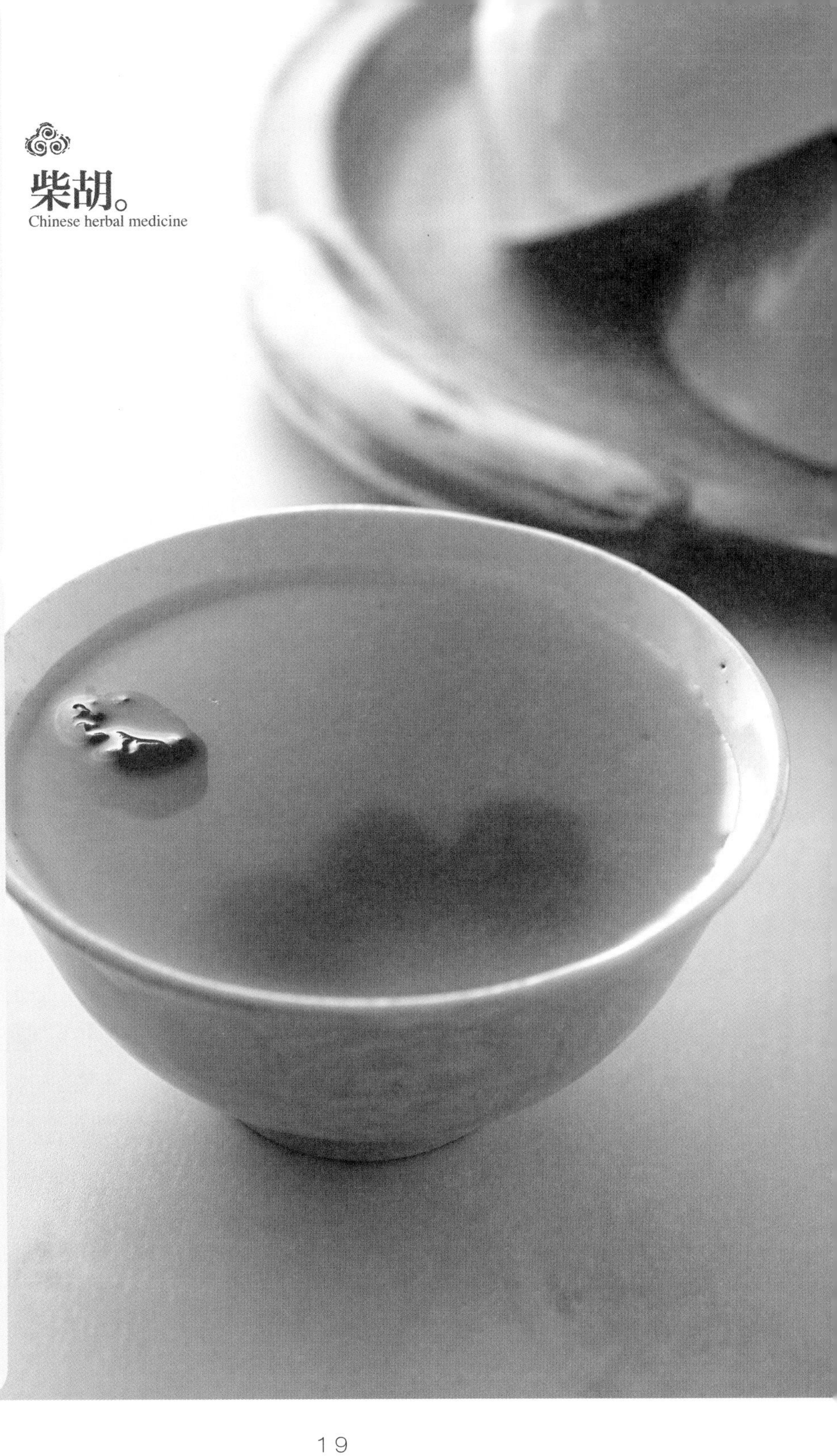

從此以後身體就會直線走下坡，這恐怕才是一種更大的危機。

嘔吐的另一種原因是，體虛胃弱卻又老是過食。胃腸還來不及消化吸收，卻已經又到了下一餐進食的時間，因此腸胃之中處處充滿未消化而腐敗的食物，這時延腦也會啟動嘔吐中心，造成反胃的感覺，呈現陣發性或是頻繁性的嘔吐，這樣即使一直服用止吐劑，卻是怎樣都沒辦法改善。

壓力過大也會造成嘔吐現象。如果人體一直處於高壓力狀態，就會發生中醫所說的「氣滯」。例如，用腦過度或過於緊張忙碌疲勞，延腦也會啟動嘔吐中心，造成早上刷牙時會想吐，或是飯後會想吐，其實這只是人體為了提醒我們不要過食。因為緊張忙碌、用腦過度、過度疲勞的情況下，腸胃的消化力是最低的。

同樣的嘔吐症狀，中醫採取不同的治法

中醫對於嘔吐症狀，會先判斷嘔吐的屬性，消除病因，以求治本。我有一位患者經常性嘔吐、心煩，我判斷他為虛症兼氣滯的煩嘔，於是開給他小柴胡湯，嘔吐的情形很快得到改善，於是，他就一直記得小柴胡湯就是治療嘔吐的，後來，他的朋友身體不適，同樣嘔吐的很厲害，他以為朋友和他一樣，只要喝小柴胡湯就能改善，結果不僅沒改善，反而還吐的更嚴重。

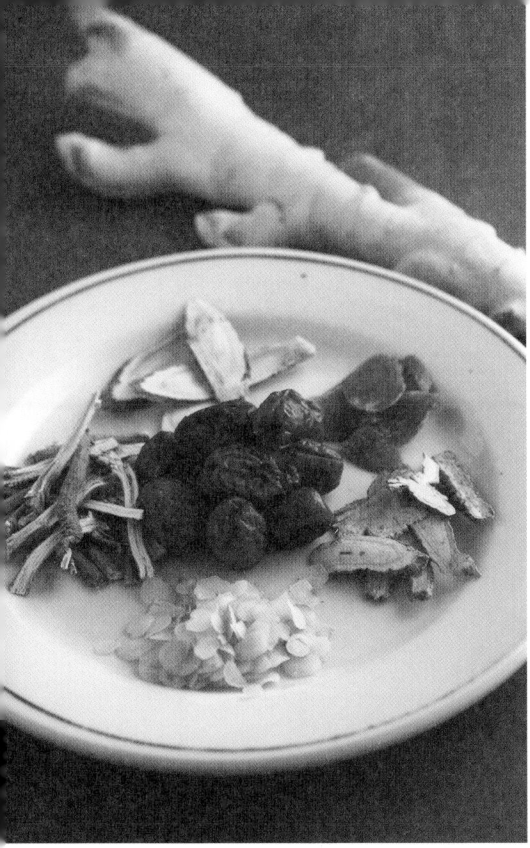

他帶朋友前來就診，我從他口臭、口渴嚴重、小便顏色很黃、身體燥熱等症狀來判斷，他是因為肝火和胃火引起的嘔吐，和虛症氣滯的嘔吐完全不同，所以要用柴胡清肝湯（註）來改善，果然，他服藥之後，嘔吐症狀馬上就得到舒緩。

中醫強調的是病因病機，也就是「陰陽表裡寒熱虛實氣血」的判斷，不同的體質、不同的發病情況下，對於同樣的疾病採用不同的治法，也就是「同病異治」、「治病務求其本」，在世界醫學發展史上，只有中醫有這樣合乎天道的思維。

如何分辨「虛症」與「實證」的嘔吐？

「虛症氣滯」嘔吐通常會伴隨出現胸滿、心煩、欲嘔、不欲飲食、身體忽冷忽熱、或頭暈、胃悶、咽乾；**「實證肝胃火」嘔吐**則會出現胃痛、口渴或苦、口臭、身熱煩躁、火氣大、小便黃、大便硬或便秘。所以在服用藥方之前，一定要先知道是屬於那一種嘔吐，方能對症下藥。

註「柴胡清肝湯」是中藥複方藥物，藥味眾多，含柴胡、當歸、川芎、白芍、生地、黃芩、黃連、黃柏、梔子、桔梗、甘草、連翹、薄荷、牛蒡子、栝蔞仁等，除柴胡2錢外，其餘藥物皆1.5錢，煎煮法同小柴胡湯。請經醫師指示服用。

【小柴胡湯，適合哪些人吃？】

- 虛證氣滯引起的嘔吐者，或伴隨忽冷忽熱、胸脇滿悶、心煩喜嘔、不欲飲食、口苦、咽乾等症者。
- 虛證感冒，出現忽冷忽熱、咽乾、口苦、目眩、或兼偏頭痛者。
- 小柴胡湯藥性溫和，無使用禁忌。小柴胡湯為中藥千年以上固有成方，依規定請經醫師指示服用。

小柴胡湯。

材料 柴胡2錢、黃芩1.5錢、人參1錢、半夏1.5錢、生薑1.5錢、紅棗4粒、甘草1錢。

作法

壹 將所有材料清洗乾淨。

貳 將所有藥材放入鍋中以800cc的冷水浸泡半小時，再以大火煮開轉小火，煮至約200cc倒出。

參 次煎再加水500cc煮至150cc倒出，與步驟二的200cc藥汁混合。

吃法 當做藥茶飲用，一天之內喝完即可，不限飯前飯後。

木瓜酵素豐富的青木瓜汁可以改善胃炎，效果更勝腸胃藥

胃病是個折磨人的疾病，尤其現代社會忙碌，許多人都深受胃病之苦，只要緊張或飲食不當，胃病就會再度復發，好像一顆不定時的炸彈。門診病人中不乏胃痛患者，有些人都是胃痛復發而且痛到無法工作才來看診，長期下來並非好事，平時就應該好好保養你的胃，才能降低胃癌發生機率。

輕忽「胃發炎」，小心胃癌找上你！

胃病分為很多種，從胃鏡檢查的X片來檢測，有的胃表呈現水腫、糜爛、充血，有很多小坑洞、小出血點，又稱為「糜爛性胃炎」；有的是胃呈現灰白色的光滑表面，黏膜層變薄，腺體萎縮而胃酸變少，稱之為「萎縮性胃炎」。

「糜爛性胃炎」形成的原因，個人飲食習慣和生活作息是兩大關鍵。飲酒過量、嗜吃醃製燒烤、辛辣刺激的食物，都會刺激胃粘膜，造成傷害。尤其烈性酒，對胃粘膜傷害更大，還可能導致急性胃炎。

急性胃炎的危害性相當大，不可以輕忽，它可能造成胃出血，甚至胃穿孔，最嚴重的是胃穿孔引起腹膜炎，死亡率可能達到20％以上，不可不慎。很多長期糜爛性胃炎的患者，到了中老年時慢慢轉變為「萎縮性胃炎」，因為粘膜發炎太久會一直破壞胃腺體導致萎縮，此時若不改變飲食習慣，轉化成胃癌的機會就會增高。

青木瓜裡的木瓜酵素，效力更甚腸胃藥

一般若還處在糜爛性胃炎時期，中醫常會以「半夏瀉心湯」來改善胃病，但通常會發現，患者在服用期間雖不再胃痛，但一停用沒多久，就會復發，或是隨著服用期間增長，效果也逐漸減弱。因為「半夏瀉心湯」裡含有黃連，是很好的天然消炎止痛藥，對糜爛性胃炎的傷口具有很好的消炎止痛效果，但若是胃部的糜爛傷口復原力仍沒得到解決，胃病還是會再發作。這時只要利用青木瓜，就能達到很好的改善修復效果，青木瓜裡面的木瓜酵素，力量更甚腸胃藥，令人驚奇。

木瓜酵素可以幫助分解糜爛部位，清理傷口，幫助癒合。當然飲食也要改為清淡，食材以水煮為主，甚至搭配適當的生食，如青菜冷水洗過之後，表面用熱開水燙洗一下就生吃，可以殺死寄生蟲卵和洗去部分農藥，青菜裡的酵素則不像高溫加熱之後會破壞殆盡，這些酵素也能幫助食物消化，減少胃腸道的腐敗，對於胃病修復也有很好的輔助效果。

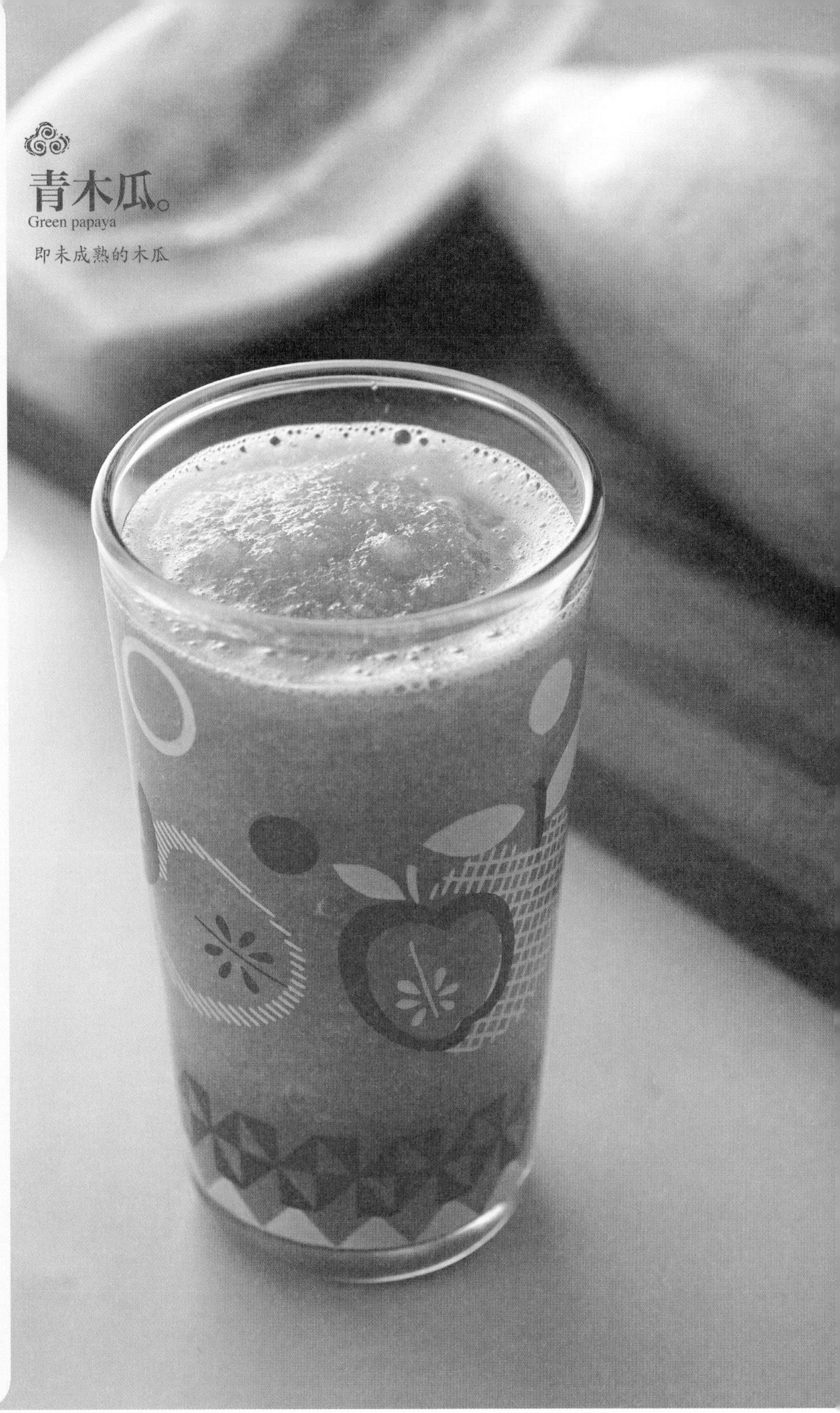

青木瓜。

Green papaya

即未成熟的木瓜

別名 番木瓜，番瓜、蓬生果、乳瓜、木冬瓜、萬壽果。

來源 番木瓜科植物番木瓜的果實。

性味 酸、溫。

功能 除濕痹、緩解痙攣疼痛、助消化、治腳氣、通乳。其乳汁富含番木瓜酶（木瓜酵素），可幫助蛋白質消化，可用於肉類軟化（使肉類容易煮爛）及分解消化潰瘍糜爛部位，使患處容易癒合；木瓜中的凝乳酶有通乳作用；青木瓜中另含有一種酵素可以刺激女性的黃體激素，促進乳腺發育。

【青木瓜汁，適合哪些人喝？】

青木瓜汁適宜糜爛性胃炎患者，出現胃隱痛、胃部按壓疼痛、食慾減退、稍食即飽脹或胃酸逆流等症狀的人都可以喝青木瓜汁。此外，缺乏奶水的產婦以及大魚大肉吃太多、消化不良、過度肥胖患者，都很適合青木瓜汁。

食用禁忌 不過，也有些人是不適合的，孕婦及虛寒性體質者要少吃。經常出現畏寒肢冷、口淡不渴、疲倦懶言，或食少或喝水亦會肥胖的人也不建議飲用。

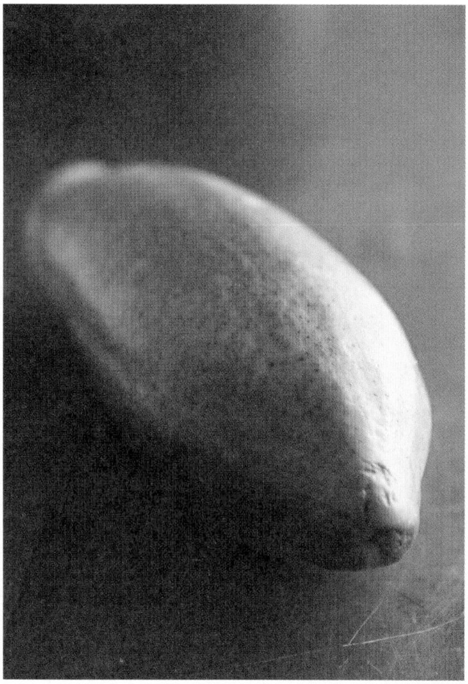

五代獨門食譜 青木瓜汁。

材料 青木瓜一顆。

作法 將青木瓜去皮去籽，切小塊，加入一些水打成汁，喝下後，就能快速消除胃病悶脹感。

吃法 飯前大約用1/4顆的青木瓜，加50cc至100cc水打汁濾渣後飲用。

三餐搭配半條生小黃瓜，快速消除急性痔瘡疼痛

辨症重點

熱症　排便時會感到劇烈疼痛，觸摸起來硬硬的。

虛症　肛門口有異物感，不會痛，摸起來軟軟的。

俗話說「十男九痔」，一般人認為男生得痔瘡的比例比女性高，但多年以來，我在臨床上接觸到女性痔瘡病患並不少於男性，上班女性久坐會出現痔瘡、產後婦女也經常為此所困，所以痔瘡問題可說是不分男女老少，一直困擾著許多人。

為什麼痔瘡會找上我？

肛門附近有一條痔靜脈，當靜脈血管長期擴張時，導致彈性變差，產生腫脹，而外露至肛門口出現脫垂現象，就產生一般所說的痔瘡。

痔瘡又可分成「熱症」和「虛症」兩種。「熱症」是指嗜吃辛辣、油炸或是燥熱性食物，導致血管發炎、腫脹，而產生痔瘡。急性的熱症痔瘡會感到劇烈疼痛，痔瘡觸摸起來較為硬實，有明顯的壓痛。

當身體過度疲勞、休息不足，導致血管鬆弛下垂、彈性變差；或是晚睡、突然大量運動，產生自由基，自由基會攻擊血管，讓血管循環不良，出現腫脹的情形而產生痔瘡，此為

「虛症」。

「虛症痔瘡」大多為慢性發炎，通常不會有疼痛感，但在肛門口會感覺有異物感，按壓痔瘡是為軟軟的感覺。久了之後只要一排便就很容易跑出來，要慢慢按壓才能推回，此時已經成為脫肛。

吃錯水果，痔瘡更嚴重

痔瘡初期發生時，最好立即改善飲食生活習慣，戒絕辛辣刺激食物，避免熬夜晚睡和過度疲勞，而且每天要適度的運動，增進靜脈循環，以免造成慢性發炎，若成慢性病症，日後不管以外敷或內用的方式治療，都需較長的時間才能改善。

常見引發痔瘡的飲食要避免吃辣椒、韭菜、蒜頭等刺激性食物，以及油炸煎類、堅果類、甜食、乳製品、紅肉、糯米等高營養、高熱量的食物。

很多人知道多攝取高纖維

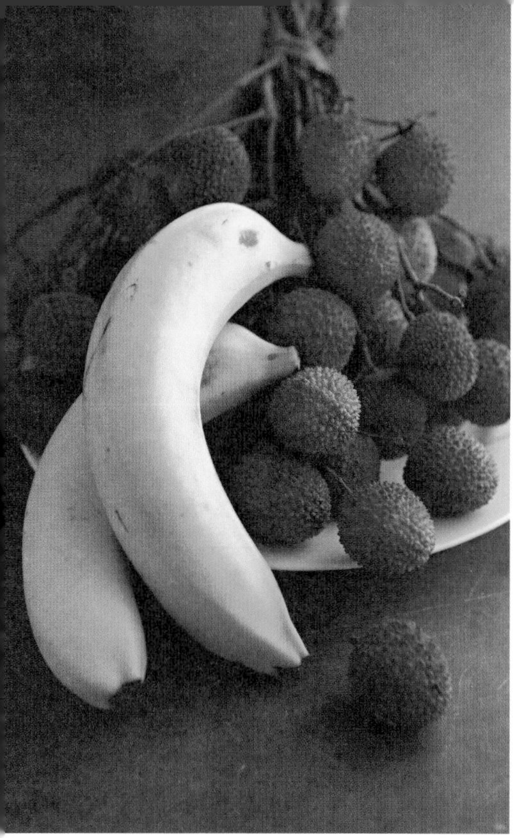

▲ 痔瘡患者，不能吃荔枝、香蕉、榴槤等熱性水果，以免加重病情。

的蔬菜水果可以預防痔瘡，但要特別注意龍眼、荔枝、香蕉、榴槤等熱性水果，吃多了反而會讓痔瘡更加嚴重。痔瘡有很多是因久坐引起，久坐不動會造成痔靜脈的壓力，讓循環力變弱，所以最好每五十分鐘起身走動一下。而皮椅的溫度較高，較難散熱，容易加重痔瘡惡化，以透氣通風的藤椅較佳。

吃素吃葷者都適用，長期痔瘡患者可嘗試馬齒莧

改善痔瘡的食療法，我曾經教大家以豬腸馬齒莧來改善，雖然有很多讀者來信表示食用後已治好多年的痔瘡，但許多讀者反應馬齒莧不易購買，或是不敢吃豬大腸及素食者，往往無法受用。

在此提供一個改善痔瘡最快、最簡單的食療法，適用於痔瘡初期的發炎疼痛，只要在吃飯時搭配半條生的小黃瓜，胃腸虛弱的人1/4條即可，分別於早、中、晚三餐食用。小黃瓜有退火的效果，通常食用後的第二天，痔瘡就能退紅消腫，甚至有很多人在吃完第一條生的小黃瓜之後，立即有明顯的改善。

只要是痔瘡初期，不分虛實寒熱體質都適用，若是較久的痔瘡，仍反覆會發炎疼痛者，還是以馬齒莧效果較佳。

【小黃瓜適合哪些人吃？】

痔瘡初期發炎疼痛者最適合。小黃瓜熱量很低，適合高膽固醇、高血壓、肥胖患者食用。天熱胃口差、煩躁、口渴、小便黃者，或是應酬酒肉吃多者，或已出現疲倦、納差、胃悶痛、口渴、小便黃、大便不暢或黏等濕熱症狀者，都很適合。

食用禁忌 小黃瓜也有食用禁忌。脾胃虛寒，出現腹脹納差、口淡不渴、食冷腹瀉、腰酸軟者不宜。

張院長獨門祕方　三分鐘立即止痛！自製痔瘡外用軟膏

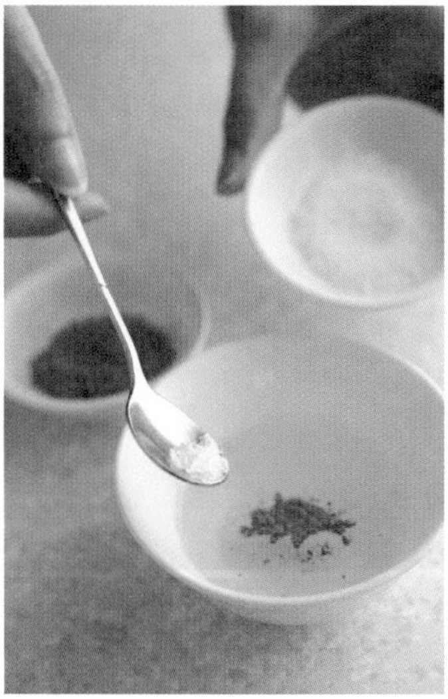

註 用不完的部分可存放於冰箱備用。若冰片不易溶解，可先用極少許的藥用酒精溶化，之後再放入蛋白攪拌。

當痔瘡發作，往往痛到令人坐立難安，教大家一招秘訣，只要利用蛋白、黃連粉、冰片粉加以調和，排便完將肛門口清洗乾淨，敷上一兩分鐘，就能立即減輕痛感。

雞蛋蛋白中含有膠原蛋白，具有修復效果；黃連具消炎作用；清涼的冰片可以止痛，但要冰片要小心劑量，放過多會太涼反而刺激不舒服。

材料 蛋白1粒、黃連粉5g、冰片粉0.5g（中藥房可購得）。

作法 打一顆蛋，取出蛋白來作為基劑，加入黃連粉及冰片粉加以均勻調和成軟膏即可。

小黃瓜。
Cucumber

吃飯配半條生的小黃瓜，
就能幫助痔瘡消腫退紅。

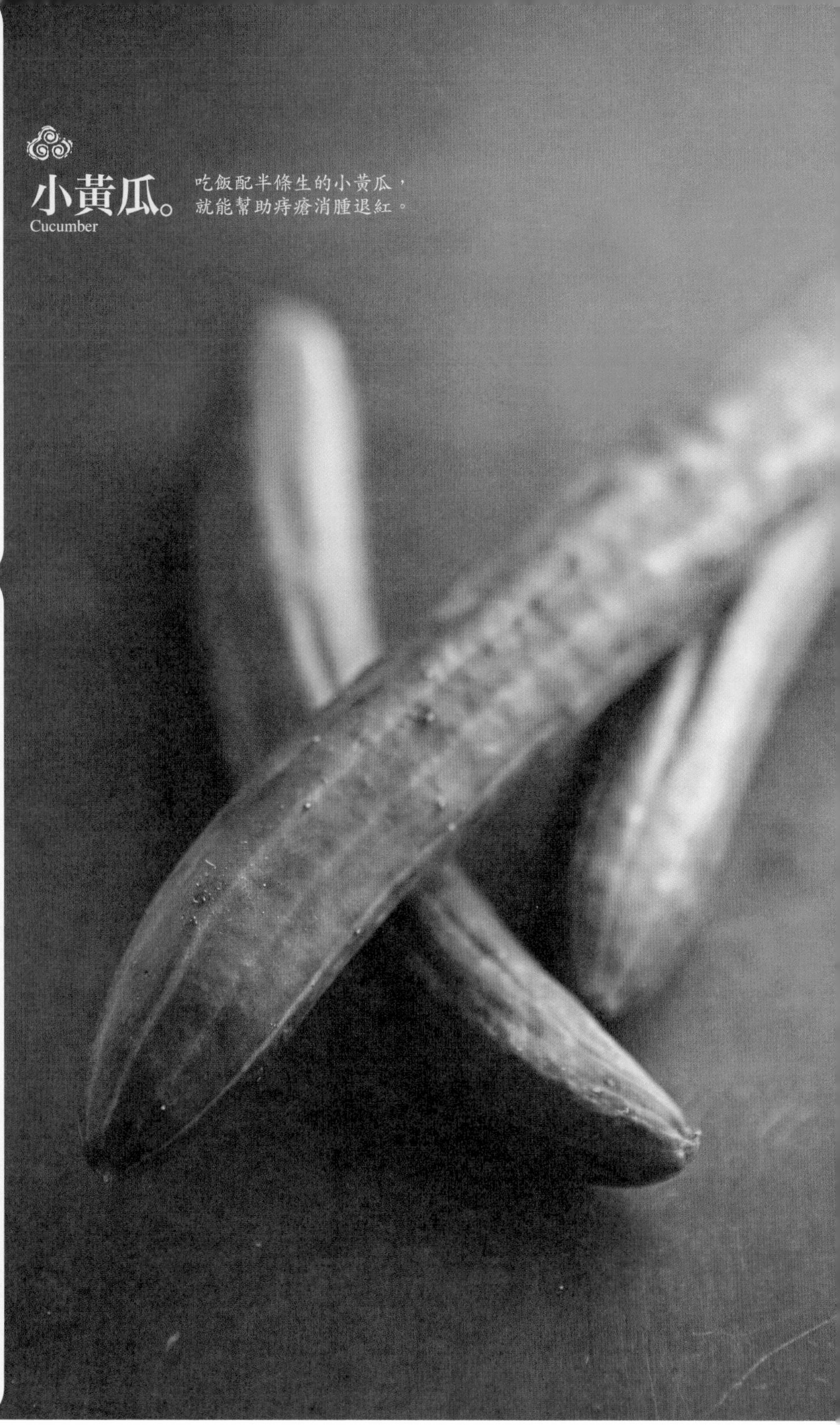

別名 胡瓜、青瓜、刺瓜、王瓜。

來源 葫蘆科黃瓜屬植物黃瓜的嫩果。

性味 甘、涼。

功能 清熱利水、解毒消腫、除煩渴。可治熱病身熱、咽喉腫痛、小便不利、濕熱黃疸等病症。嫩籽含較多維生素E，可抗氧化。所含的纖維素具有促進腸道蠕動、加速排泄、對降低膽固醇有一定幫助。

幫助排便的首烏芝麻糊
改善寒性痔瘡

許多痔瘡患者剛開始發作時，都是呈現「熱性反應」，也就是紅、腫、熱、痛，這個時期雖然最令人感到不舒服，但卻是最容易治療的，例如上一篇我們提到吃小黃瓜可迅速見效。然而，門診痔瘡患者並非都是急性症狀，許多都是長期痔瘡患者，中醫學理上稱之為「寒性痔瘡」。

辨症重點

熱症 排便時會感到劇烈疼痛，觸摸起來硬硬的。

虛症 肛門口有異物感，不會痛，摸起來軟軟的。

痔瘡後期會引發頭暈腳無力，忌吃涼性蔬果

若屬中期痔瘡者，雖不見得非常疼痛，但卻反覆發作，或是不易消退，令人非常困擾，這時可以用「豬腸馬齒莧」對症食用。然而一般痔瘡後期，大多已屬「腎經虛寒」，疼痛雖更少了，但是因為排便無力，痔瘡很容易脫出，甚至老覺得肛門口酸脹不舒服，引發頭暈腦脹、腰酸腳無力，這種感覺其實比疼痛還更不舒服。

痔瘡在這個時期已經沒有所謂「大腸火」，但許多人不明究裡，還是會根據一般所謂「消炎退火」、「瀉火通便」的原則來處理，有些人以為多吃蔬菜水果即可改善，其實是不

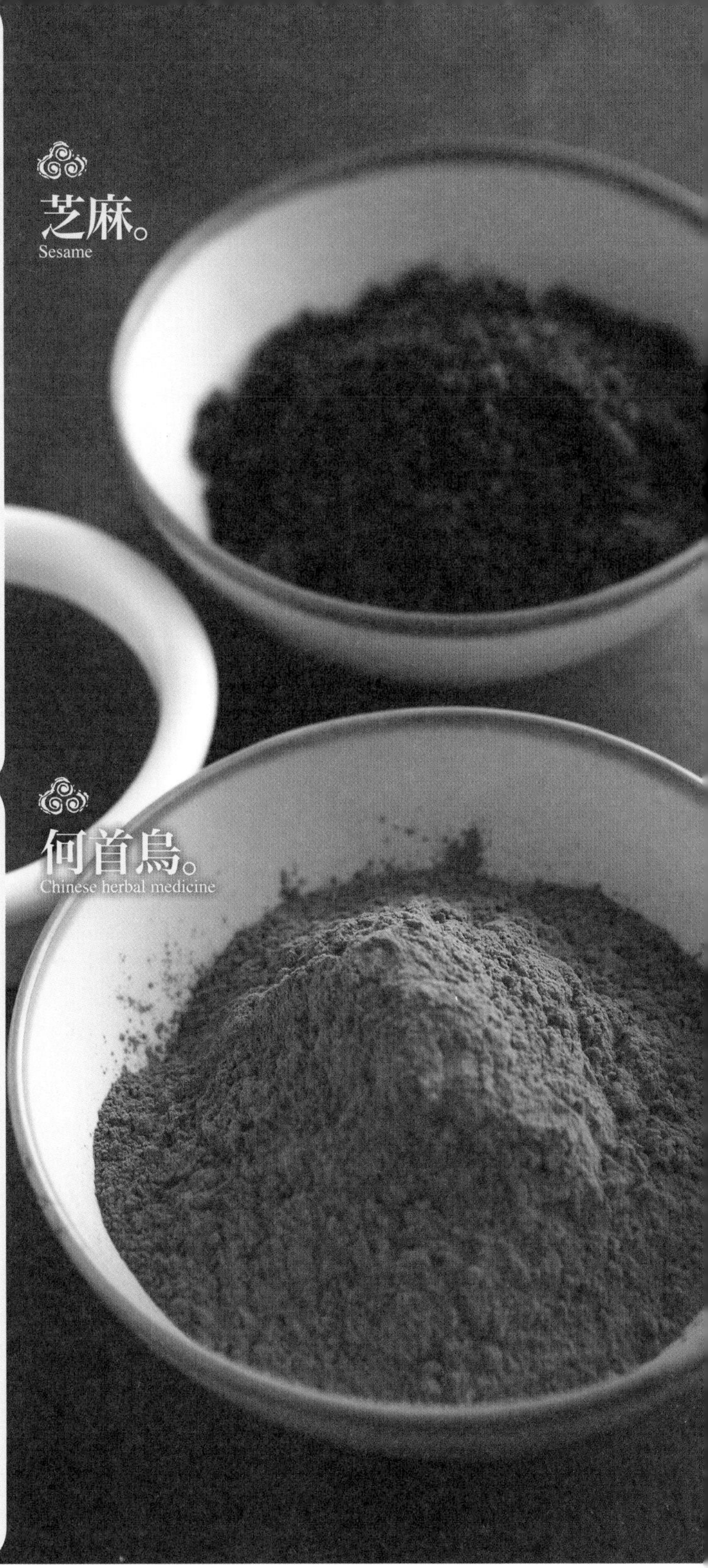

芝麻。
Sesame

別名 胡麻、脂麻、油麻、巨勝子。

來源 胡麻科芝麻的種子。

性味 甘平。

功能 ●補肺氣、益肝腎、堅筋骨（含鈣量高）、烏髭髮、潤腸通便、止痛消腫生肌。

●用麻油來煎熬膏藥，有生肌止痛、消癰腫、補皮裂（燒燙傷）的作用。

●可用於肝腎精血不足導致的鬚髮早白、眩暈耳鳴、腰膝酸軟或血虛引起的腸燥便秘、產後乳汁不足。

何首烏。
Chinese herbal medicine

別名 野苗、交藤、夜合、地精。

來源 蓼科植物何首烏的塊根。

性味 苦、甘、澀、溫。

功能 ●補肝腎、益氣血、烏髭髮、解毒、消癰、潤腸通便、抗衰老。

●用於鬚髮早白、血虛頭暈、神經衰弱、癰腫、痔瘡、風疹搔癢、腸燥便秘、高血脂、慢性肝炎。

●含有蒽醌類，可促進胃腸蠕動及緩瀉，減少膽固醇在腸道吸收，具有降膽固醇及三酸甘油酯的功用。

●含卵磷脂是細胞膜的成分，可強壯腦部神經及促進細胞的發育。

正確的觀念。因為一般蔬果大多屬於涼性，這樣反而讓體質更加虛寒且加重病情。

生吞小辣椒，能幫助虛寒性痔瘡

熱性痔瘡的人絕對不能碰辣椒，但寒性痔瘡的人反而可以吃點辣椒，但不能過量，吃法是要選擇比枸杞還大一點的小辣椒，俗稱「朝天椒」，要注意吃的時候不能咬碎，直接整粒配水生吞，消化系統只吸收到辣椒皮的成分，可達到暖胃溫腸的效果，又不會過辣，這時鬆弛的虛寒性痔瘡反而比較能夠回復，腸胃溫暖大便也較好排出，是一個簡易的方法。

但是並不是所有人都敢生吞「朝天椒」，這時可以用「首烏芝麻糊」改善後期的虛寒性痔瘡。芝麻含有豐富的omega-6脂肪酸，具有滋補潤腸的效果，芝麻黑色的外皮含有大量的「花青素」，是很強的抗氧化成分；何首烏含有豐富的卵磷脂、大黃素，卵磷脂是人體所有細胞最重要的材料，也可以暢通血脈，大黃素雖會致瀉，但也有很強的抗氧化功能，所以何首烏不但滋補還能幫助排便，只要排便順暢，就不會壓迫到痔靜脈。

不過如果單獨食用何首烏，其所含的大黃素瀉火的功能會太強，容易變成拉肚子，所以一定要加入芝麻來溫和其作用，就能滋補不上火，非常適用於痔瘡慢性虛症（虛症症狀請見P.30）。

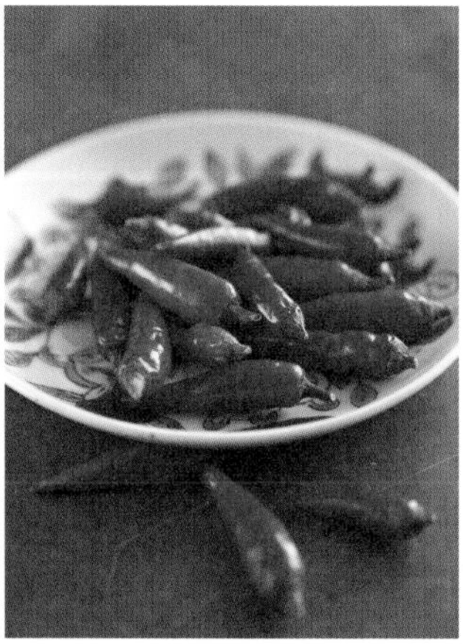

◀ 生吞小小的朝天椒，可以幫助鬆弛的寒性痔瘡。

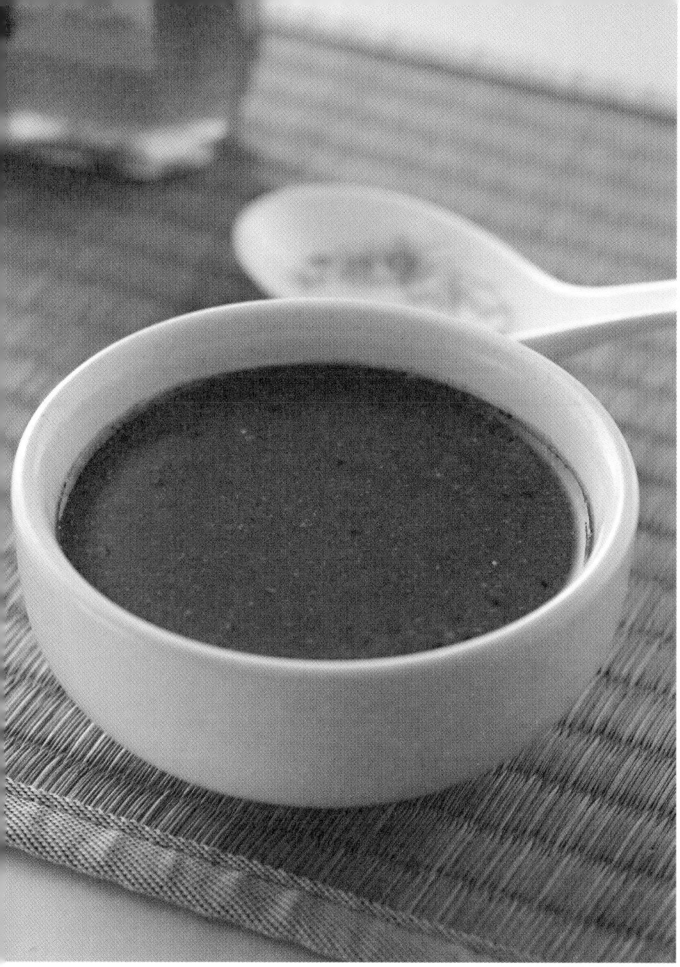

【首烏芝麻糊，適合哪些人吃？】

- 「首烏芝麻糊」是我常常會開給門診患者的一道很簡單的料理，尤其對「虛寒性痔瘡患者」非常見效。如果出現排便無力、痔瘡很容易脫出、老覺得肛門口酸脹不舒，或兼有頭暈腦脹、腰酸腳無力等症狀，不妨試試這帖配方。
- 有些虛性便秘者，出現大便多日一次，不大便亦無脹滿便意感，或大便無力、量少，或兼有腰痠、面色恍白、口淡不渴者，也很適合食用。
- 其他例如，產婦產後便秘、乳汁不足、貧血、頭昏者；勞累過度、休息不足，頭髮早白、腰膝痠軟、記憶力減退者，都很適合。

食用禁忌 並非所有來求診的患者都適合食用。腸胃虛弱，出現飯後容易腹瀉或大便一日多次者少用；肝膽功能差者，服用容易致瀉，應減量服用。

溫水坐浴法，減緩痔瘡不適

「虛寒性痔瘡」患者，平時可以溫水浸泡坐浴。方法是準備一個洗臉盆，倒入三分之一盆的溫水，浸泡約十五分鐘至二十分鐘，可讓痔瘡獲得改善。冬天水易變冷，最好一旁準備一些熱水來調和，讓浸泡的水溫能保持溫熱感，避免從熱敷變成冰敷，效果打折。而「急性痔瘡」患者若想要坐浴，可加10克冰片、大黃5錢，半臉盆的水煮到約三分之一臉盆的水量，後放涼加以浸泡。

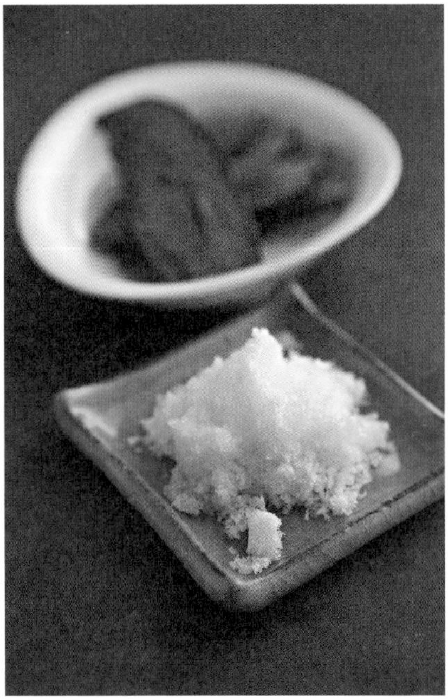

冰片〉具有氣味清涼，具有提神醒神、清熱消腫、止痛的功能。
大黃〉具有解毒止血，活血祛瘀，瀉熱通便、通裡攻下的作用，常用於實熱便秘。

張院長獨門祕方　改善痔瘡出血，可用「金蟬殼外敷」帖

龍葵根豬大腸可以改善痔瘡疼痛出血，不過許多讀者反應龍葵根不好購買，或是不敢吃豬大腸，是否有其他的方法能改善？有的，大家可到中藥行購買5錢的蟬褪，蟬褪又叫金蟬殼，它含有很豐富的幾丁質（註），可以讓血管彈性變佳。在鍋中快炒5分鐘，將其炒乾打成粉狀，再加入少許麻油調和到黏稠狀，敷在肛門口，一天換藥一到兩次，通常幾天後，情況就能改善。

註 幾丁質（chitosan），主要來自於蝦、蟹等甲殼類動物的外殼或是像烏賊的軟骨等等，經過去除蛋白質、碳酸鈣等過程精製製成的，屬於膳食纖維的一種，可以改善腸胃道，預防慢性疾病。

五代獨門食譜

首烏芝麻糊。

材料
何首烏一斤（可請中藥行磨成粉狀）、黑芝麻一斤半、蜂蜜少許。

作法
壹 黑芝麻一斤半，用水沖洗過後晾乾，並炒熟炒乾，把水分炒乾以利保存。
貳 將何首烏粉與黑芝麻粉混合打到有點糊糊的狀態即可。
參 每次挖一大湯匙用熱水沖泡，可加入蜂蜜或黑糖來增加甜味。蜂蜜具有滋潤及排便的效果，功效比黑糖好。

吃法
首烏芝麻糊可以當作早餐或點心，或於睡前食用，可以幫助隔日起床排便，還可改善睡眠品質。一天吃三次，對於虛寒性的人來說，能讓精神體力變好。

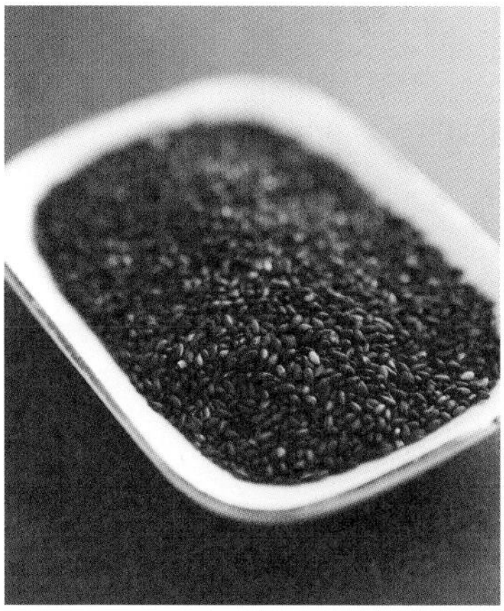

TIPS
芝麻屬於堅果類，容易遭受黃麴毒素污染，常溫不易保存，最好要置於冰箱冷藏。芝麻粉置於冰箱冷藏也只能保存兩天的期限，芝麻何首烏則可保存五到七天，因為何首烏有抗氧化的作用，故能保存較久。

註
1. 芝麻種子榨取的油，亦稱「胡麻油」、「脂麻油」、「香油」等。麻油主要成分為不飽和脂肪酸，其他還含有卵磷脂、芝麻素、蛋白質、蔗糖、維生素E、鈣、磷、鐵等礦物質，是一種營養豐富的食用油。另外，麻油中含有一種天然抗氧化劑「芝麻酸」，故性質穩定，較不易變質。
2. 芝麻屬堅果類，油脂含量極高，補性強且有軟便效果，故燥熱體質容易上火者、肝功能差（出現口乾舌燥、異常疲倦、睡眠差、皮膚搔癢、皮膚痘瘡紅疹等）及胃腸弱容易腹瀉者不宜食用。

消除飯後口臭的益消輕體茶‧‧‧‧‧幫助代謝、降血脂

很多患者來看診，並不是為了有什麼太大的問題。有時候他們會很不好意思的說：「院長，我沒有那裡不舒服，只是飯後老是常覺得口腔有異味，很不清爽。」我常回答說：「一個人會去注意身體的任何警訊，都是對自己健康重視的態度，有了這樣的態度，就不容易罹患大毛病。」就如同我們的汽機車開始出現一些小問題的時候，很多人都會覺得「還可以用就好」，累積久了直到某一天，安全性出現大問題的時候，恐怕連自己的命都會賠上去。

「膏粱厚味」不是小事，慢性病的前兆

根據統計數字，男性比女性更容易罹患重大疾病的原因，就在於男性大多數都很「鐵齒」，對自己身體發出來的警訊輕忽不在意。

別以為口腔有異味只是個小問題！中醫認為這是「脾胃濕熱」所致，又稱之為「濕熱困脾」，是很多代謝性疾病和慢性病的頭號徵兆。其原因主要是吃進過多高蛋白、高脂肪、高

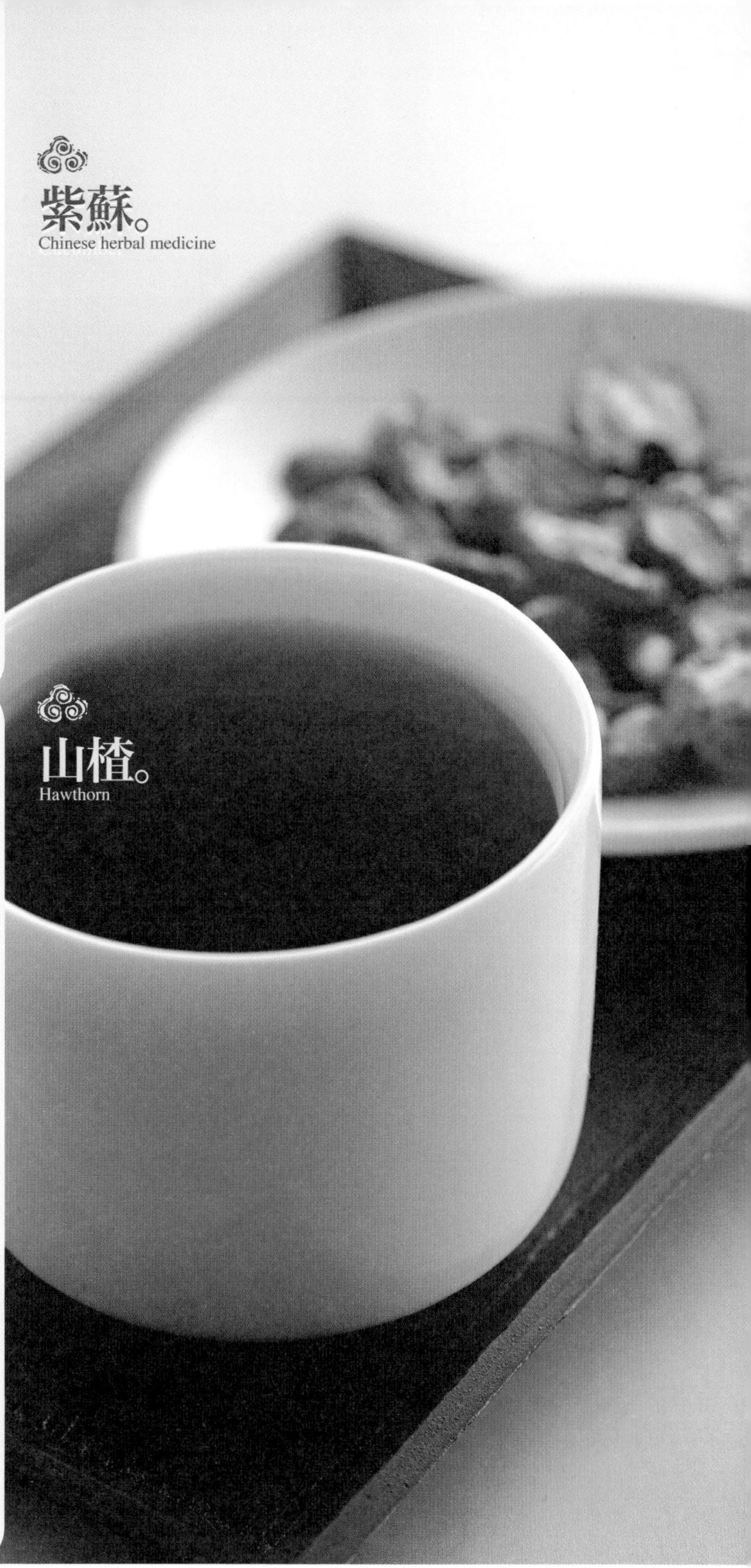

紫蘇。
Chinese herbal medicine

別名 蘇、白蘇、桂荏。

來源 唇形科紫蘇屬草本植物紫蘇。

性味 辛溫。

功能 發散風寒、止咳袪痰（可減少支氣管分泌，緩解支氣管痙攣）、醒脾和胃、解魚蟹毒。紫蘇可抑制葡萄球菌、大腸杆菌、痢疾杆菌等，且能增加消化液分泌，促進腸胃蠕動，所含揮發油有防腐的作用。其成分中的迷迭香酸可以降低黃麴毒素對肝造成的損傷。

山楂。
Hawthorn

別名 山裡紅、仙果、紅果、綠梨。

來源 薔薇科山楂屬山裡紅或山楂的乾燥成熟果實。

性味 酸甘微溫。

功能 消食化積（尤其是消肉食積滯）、活血散瘀、行結氣、健胃寬膈。所含的解脂酶能幫助脂肪類食物消化。山楂可促進胃液分泌、擴張血管、增加心臟冠狀動脈血流、強心、降血壓、降膽固醇，並可軟化血管預防動脈硬化。

註 山楂含有大量的有機酸，不要空腹食用，會增加胃酸分泌，刺激胃黏膜，使胃發脹滿及可能導致胃酸逆流，並會增加饑餓感。胃病患者不要空腹食用，會加重胃痛。

糖份，即所謂的「三高」食物所引起，這些食物在中醫有個專有名詞，稱之為「膏粱厚味」或「過食肥甘滋膩」。

大自然的食物有個美妙的平衡。當我們要消化分解蛋白質、脂肪這二大營養熱量時，必定需要先消耗大量酵素，這時人體的負擔很重，所以必須同時攝取纖維質。當纖維質和這些「沈重營養」的食物均勻混合時，會將其包覆分離，形成無數「小區塊」，方便我們腸胃消化時慢慢的「各個擊破」。所以消化時雖然耗費一樣多的酵素，卻可以變得時間充裕、游刃有餘，身體運作起來輕鬆很多。

對健康最有價值的是「蔬菜」，少吃油炸食物

吃飯時一定要掌握一件事，蔬菜是3，蛋白質、脂肪和醣類總合是1。也就是每一餐的進食中，魚肉類和蔬菜必須維持在1：3的比例。一餐若是一碗飯，加上手掌（不含手指）大小和厚度的一塊肉或一隻魚，我們必須吃進至少四飯碗的各種青菜才夠；但若是所吃進來的魚、肉是油炸、煎的方式烹飪，脂肪含量會過高，則必須要六飯碗的青菜才足夠。但是很少人能夠這樣，因為大部分的人吃過量的魚、肉，而且又是油煎、油炸烹調成的，已經是超高的脂肪和蛋白質，若依這個比例，要吃足夠包覆的纖維質，恐怕肚子也會吃不消。

許多人或許會說：「青菜不夠就用水果代替呀！」我知道很多外食族不容易吃到足夠的

青菜，以為用水果代替也可以，其實這差別非常大，為什麼呢？雖然它們同樣擁有纖維質，但青菜的纖維質較足夠，而水果的纖維質相對較低。這還不打緊，糟糕的是大多數水果都含有大量的甜度，很多人在享受水果之時會忽略這一點，外食族正餐的熱量已經很高，飯後再吃進大量的水果等於再吃進了大量的糖分，會更加重「膏粱厚味」或「過食肥甘滋膩」的程度。

所以我們家族只在午餐後吃一些水果，晚飯後不吃。吃少量水果的目的只是為了品嚐水果的美味，讓心情愉快。因為我們知道：「對健康最有價值的是蔬菜，而不是水果。」

攝取過多「三高熱量」，身體開始老化，齒齦細菌增生

為什麼三高食物會造成我們口腔有異味、不清爽呢？簡單說就是營養熱量較高而纖維質比例較少的關係。纖維質對於食物營養熱量消化上的幫助，我們可以用路況來做為比喻。

當高速公路瞬間湧進大量車潮時，勢必造成大塞車，但若車子若是慢慢進來或是分批進來，高速公路當然就能保持順暢。同樣的道理，當過多的「三高熱量」進入腸胃系統，尤其在吃很多且吃飯速度快的情況下，若是纖維質攝取不夠，消化系統會在短時間內產生巨大負擔，這時腸胃和消化酵素會拼命工作而過度疲勞，使身體開始老化。就算勉強消化掉了，但所有的營養也在短時間內，快速會跑到血液裡面而造成「大塞車」，這時寄生在我們齒齦上

面的細菌，就會因為營養來源過度豐富而大量增生，造成了口腔不清爽甚至產生口臭的感覺。

飯後一杯「益消輕體茶飲」，代謝多餘營養素，修補受損器官

其實這樣的結果，不只影響到口腔問題。我們身體所有組織和器官使用營養有一定的量和速度，當血液中突然營養濃度過高時，血管和內臟都會因為來不及消耗處理反而受損，胰島腺受損所引起的糖尿病，就是大家最耳熟能詳的例子，其他諸多慢性病和肥胖也是相同原因所形成的。

假如你是個外食族，不容易攝取足夠的纖維質，為了消除口中的不清爽感，我們可以在飯後喝一杯「益消輕體茶飲」，一方面幫助消化，一方面幫助人體代謝多餘的營養素，減輕身體負擔，讓口腔清爽，最大得好處是可以修補已受損的組織器官。

張院長養生觀　細嚼慢嚥、少量多餐，胃病者要遵行

腸胃要好，得遵行細咬慢嚥的原則，每口飯要咬三十下，每餐至少吃三十分鐘，配合適當的中藥調理，這是改善胃病的不二法門。只要做好日常飲食的管理，包括慢性胃潰瘍、胃酸食道逆流、十二指腸潰瘍、腸胃發炎，就能獲得控制。經常消化不良、脹氣的人要記得少量多餐。

【益消輕體茶，適合哪些人喝？】

● 另外，濕熱型體質，容易胃悶痛，伴隨口渴、火氣大、胃口不佳、小便黃、大便硬者，可在益消輕體茶中再加蒲公英半錢或黃芩半錢。

● 一般人可以在飯後飲用，不但有助消化，還可減少飯後口腔不清爽的情況。此外「益消輕體茶飲」還可以降血脂。平時容易消化不良、胃脹氣、暖氣、食慾不振者，也非常適合。

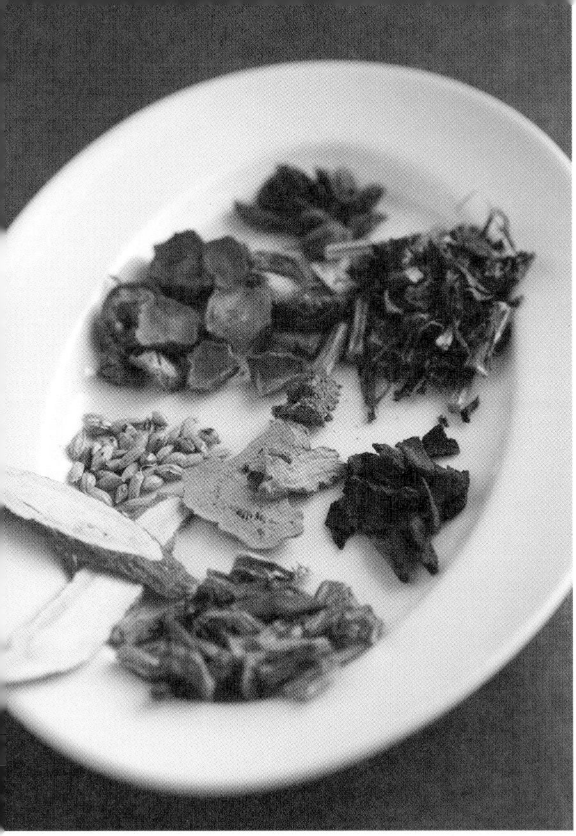

五代獨門食譜

益消輕體茶。

材料 紫蘇半錢、砂仁半錢、陳皮半錢、山楂半錢、麥芽半錢、神曲半錢、白朮1錢、石斛1錢、甘草半錢。

作法 將所有中藥放入保溫杯中，加入300cc的熱水，悶泡1小時後即可飲用。

吃法 每餐飯後半小時倒出100～150cc飲用。

葛根芩連藥茶

改善急性腸胃炎、拉肚子

記得就讀中醫系的時候，一位平時非常認真的同學突然沒來上課，下課之後我去宿舍找他，看到「急性腸胃炎的」他臉色非常難看的躺在床上，我趕快到附近中藥店買一帖「葛根芩連」煮成藥茶，讓他慢慢喝下，也請他多休息以保持體力。一小時後，同學來電說腹痛、腹瀉、發燒、嘔吐都漸漸消退了，精神也好了許多，他說中藥不是效果很慢嗎？怎麼半個小時就開始有感覺？

「三折肱而成良醫」，印證百年中醫世家的祖傳藥方

唸書的時候，班上很多同學知道我是祖傳五代的中醫世家，遇到一些不懂的醫理會來詢問我之外，自己要是真正碰到了什麼棘手的毛病，也會趕快來找我求助，不但能解決痛苦，也可以趁這次機會體驗服用中藥後，身體的感覺和病情的變化。

俗話說：「三折肱而成良醫」，自己生病是最佳的實習機會，而我也盡己所能為這些同學解說病情、分析病因病機，而同學們在疾病痊癒之後，除了身體病痛獲得改善，也能夠印

證很多醫理，更加牢記這些寶貴的實證經驗。家族雖是超過百年以上的家傳中醫，但我從不會吝惜分享祖先的智慧，因為醫學救人的行業，一個人根本看不完所有的人的疾病，同學們未來都是中醫師，我也希望大家能夠把好的醫學知識，服務病患以期能增進國人健康。

嚴重腹痛水瀉、嘔吐應立刻禁食，不可勉強吃一般食物

那位突然沒來上課的同學，我去宿舍看他的時候，見他躺在床上，表情很痛苦，他用虛弱的聲音告訴我，早上覺得整個人很不舒服，胃口很差，早餐勉強吃了一份漢堡奶茶後，竟

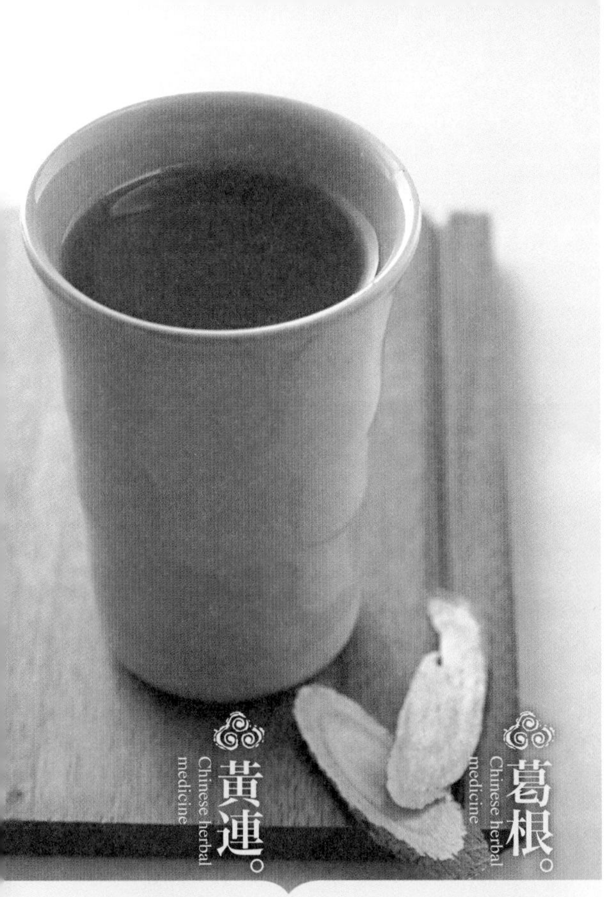

葛根

別名 粉葛、甘葛、葛條、葛麻。

來源 豆科植物野葛或甘葛藤的乾燥根。

性味 甘、辛、涼。

功能 解肌熱、生津、止消渴、透疹、鼓胃氣上行止瀉。葛根可擴張微循環，改善心肌缺氧，可降血糖、血脂，葛根黃酮具有防癌和雌激素樣作用，可養顏，尤其對中年婦女和停經後婦女養顏保健有助益。

黃連

別名 川連、薑連、川黃連。

來源 毛茛科植物黃連、三角葉黃連或雲連的乾燥根莖。

性味 苦，寒。

功能 清熱燥濕、瀉火解毒。用於濕熱引起之胃脹滿、胃酸逆流、瀉痢、黃疸、心煩不寐、目赤、牙痛、消渴、疔瘡腫毒。有抗菌、保護胃黏膜等功用。

然更不舒服了。肚子隱隱作痛，午餐完全吃不下，感覺噁心、想吐，下午開始發冷發熱，全身疼痛。

聽到這裡，我以為是流行性感冒，但是他繼續描述說，接下來開始嚴重腹痛水瀉，大便酸臭，口渴，發燒，全身無力，剛剛還有厲害的嘔吐。聽到這裡，我就幾乎可以判斷是「急性腸胃炎」，而且我認為是病因應該是昨天的食物，因為他在早餐前就已經有點不太舒服了。他說昨晚臨睡之前，吃下半碗吃剩放在冰箱兩天的紅豆豆花，就上床睡覺了，吃的時候感覺味道有點不一樣，但是不疑有它。我說：是這個沒錯了！其實就算你昨天吃到了不新鮮的食物，今早起來感到微微不適的時候，只要禁食一段時間，症狀自然會慢慢消退，千萬不要勉強吃任何東西，直到肚子開始有餓的感覺，就可以進食清淡的食物，不要吃肉、高油脂、糖份、冷飲以及任何不易消化的食物，大概半天就會恢復正常。

急性腸胃炎是「火熱實症」，一帖「葛根芩連藥茶」半小時見效

看到他這麼難過，我趕快到附近中藥店買一帖「葛根芩連」煮成藥茶，讓他慢慢喝下，也請他多休息以保持體力。一個小時之後，竟然接到同學來電說，腹痛、腹瀉、發燒、嘔吐都漸漸消退，精神也好許多，他說中藥不是效果很慢嗎？怎麼半個小時就開始有感覺？我說，你這個急性腸胃炎在中醫辨證上是屬於是「火熱實症」，瀉火療效是很快的，若得的是

其他屬於「虛寒」、「虛熱」或是「陰虛」，只要是帶「虛」字的症候，當然就得長期調補，想要快也快不來的。同學說：這是一個難得的生病經驗，以後遇到這樣的患者，用藥就會很有信心了。

【葛根芩連湯，適合哪些人喝？】

- 急性腸胃炎，出現食慾不振、腹痛、嘔吐、發燒、腹瀉、大便臭等症狀者，都適合喝這帖藥湯。其他例如，睡眠差，兼有腸胃悶痛、口渴、火氣大、大便黏臭或排便不暢、小便黃等症的人也都適合。
- 皮膚發炎，紅癢甚，口乾舌燥，或兼有胃痛不舒或平時油炸燒烤酒肉吃多者，也可以喝。

食用禁忌 要注意的是，藥性寒涼，不宜久服。病除即停或經醫師指示。脾胃虛弱者，表現出面黃肌瘦、口淡不渴、小便清長，引起的腹脹、食慾不振、飯後即腹瀉者都不宜食用。

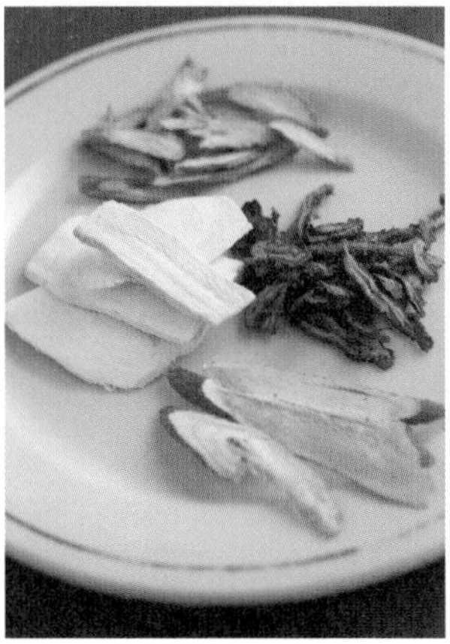

葛根芩連湯。

材料 葛根4錢、黃芩1.5錢、黃連1.5錢、甘草1錢。

作法 壹 將所有材料清洗乾淨。

貳 用800cc的水加入葛根煮至600cc後，再放入其餘藥材，煮至200cc，不必再煎。

吃法 分早晚服用，空腹或飯後均可，喝到症狀消退之後，隔天再喝一帖以防邪毒未清。

阿嬤的四神虱目魚湯
家傳五代的腸胃養生食療方

人體大部分器官運作都是悄悄的在進行，像眼睛、肝、腎、肺等，而腸胃運作是動態的，需要靠「氣」來推動消化及蠕動。「氣」是怎麼來的呢？人體的氣是靠適度運動產生的，運動量太少，腸胃自然不會好。

脾腎雙補，才能根本強化消化代謝能力

古時候的人很少有腸胃的問題，因為他們的活動力充足，就不會易產生脹氣，相反的，現代人，吃太好又不運動，腸胃問題自然揮之不去。

人體所使用的「氣」，最重要的就是「胃氣」和「腎氣」兩種。以中醫的理論來說，吃進的食物都是靠「胃氣」帶動，將食物轉化成身體所需要的營養；「腎氣」則是人體五臟六腑、十二經絡，所有循環、代謝的原動力，稱之為「氣之根本」，就連心臟的跳動，都是靠腎氣推動的結果。所以中醫說：「腎為先天之本，脾胃為後天之本」，只要這兩個器官維持在正常的狀態，身體就能保持在很好的狀態。

若長期脾胃不好、胃氣不佳，日久勢必累及腎氣，中醫稱此為「後天損及先天」，這時候若光是補充胃氣，效果也會有限，必須「脾腎雙補」，才能從根本強化消化代謝的能力，使營養真正吸收，身體自然強健。

越吃越累？常吃大餐的上班族，身體衰敗速度超乎想像

許多上班族長期久坐、用腦過度、應酬多，辛苦工作之餘常吃大餐來慰勞自己，這樣的飲食方式有其隱憂。剛開始，腸胃的氣還足夠，可以勉強消化吸收，確實吃完大餐之後身體心理都能獲得滿足，精神會變好；但久而久之，胃氣會漸漸下降，直到有一天，連腎氣都受傷的時候，不只吃東西無法完全消化，甚至身體衰敗的速度會快到令人來不及反應。許多患者常告訴我：「不知道為什麼，我今年身體突然衰老很多，這一年來身體衰敗的速度，幾乎是前五年的總和。」就是這個道理。

很多人在覺得身體漸漸虛弱之時，就會想到大吃大喝來補充

四神。

成份 山藥、蓮子、芡實、茯苓四味中藥。

功能 老祖先用來健脾固胃的食療，其中山藥能兼補肺、脾、腎；蓮子可心、脾兩補；芡實脾、腎雙補；茯苓健脾，故四神湯作用極廣，可改善虛證引起的心煩失眠、脾虛久瀉、肺虛久咳、腎虛腰痛、男子遺精、女子帶下。

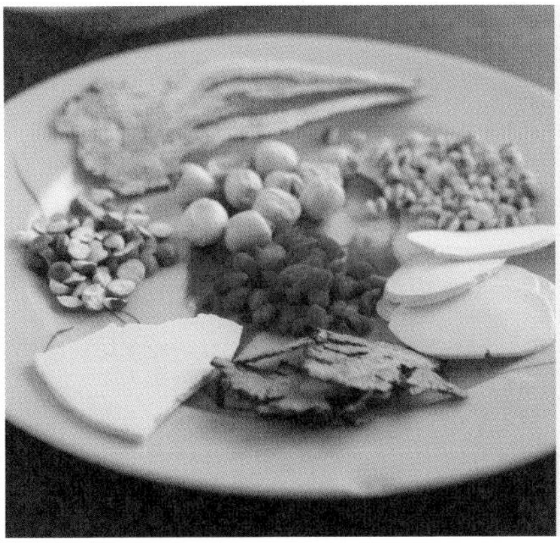

營養，但事實上，身體會覺得虛弱並不是吃進來的營養不夠，而是這些營養已無足夠的胃氣可以消化，更談不上吸收。大吃大喝之後，身體根本負荷不了，反而造成負擔，許多患者抱怨「越吃越累」，以致於胃口越來越差，就是這個緣故。食物進到身體裡，若脾胃氣足、腎氣強盛，就能順利代謝能轉化成營養，吸收和利用都不成問題。但如果脾腎氣不足，處理不掉的營養反而會在身體裡產生阻塞。如何同時兼顧脾和腎的保健呢？四神湯是最佳首選。

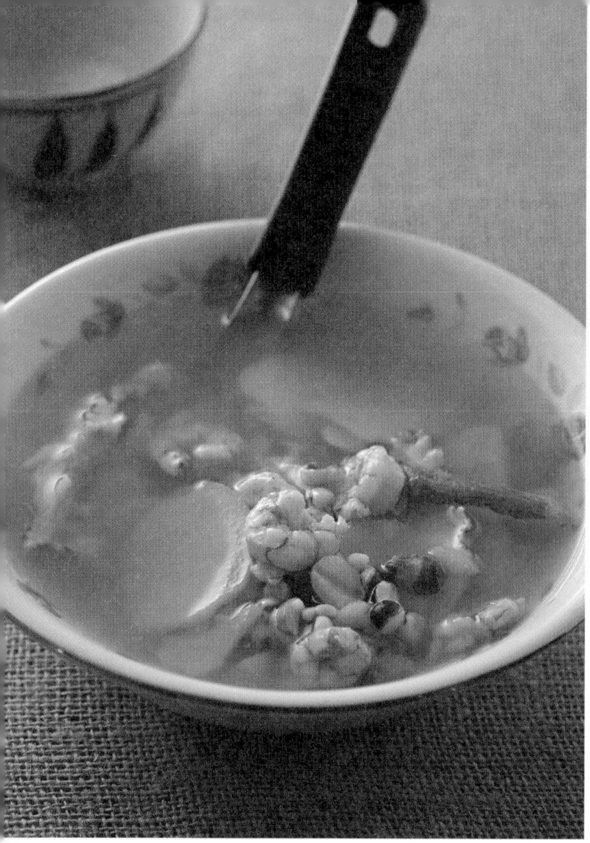

四神燉蝦，是最佳的「補腎精力湯」

我很喜歡四神，四神不僅是中藥，也是很好的食療。有時遇到一些重症的病人，通常都會伴隨著腸胃的疾病，或是胃口不佳的情形，慢慢的精神體力都會變差。這時我都會建議患者可以食用四神，先讓腸胃獲得改善，當體力變好，自然就能對抗身體的其他疾病。

一般人，如果覺得胃口愈來愈差、精神不濟、大便軟黏，容易脹氣時，可以喝四神湯或四神水。吃海鮮不會有過敏現象的人，可以用蝦子替代豬肚，因為豬肚不易燉爛，豬肚若不煮至軟爛，吃下肚易造成消化不良。一般外面賣的四神湯，通常都會加入小腸，不過小腸過於油膩，偶爾吃可以，太常吃就會造成負擔。

很多人在外面喝四神湯，喝起來四神都白的，為什麼四神會白的呢？四神有個重要的成份——蓮子，我們一般的印象中蓮子是白色的，因為白蓮子煮出來湯頭較清，視覺效果較好。但其實蓮子本身還有一層紅色外衣，但是因為帶皮的紅蓮子煮出來會黑黑暗暗的，看起來較不美觀，所以通常會把紅外皮去除。不過這層紅外衣可以大大提升蓮子的功效，所以我建議大家使用帶皮的紅蓮子。

加入蝦子一起煮，對於補腎補氣相當有幫助。這道「四神燉蝦」的做法非常簡單，材料有：蝦仁十隻、薏仁三兩、山藥五兩、蓮子四兩、芡實四兩、茯苓二兩、當歸兩片、米酒少許。作法：1. 將所有材料洗淨。2. 將四神與兩片當歸加入五碗水，用慢火燉煮。3. 燉熟後再放入蝦仁十隻，並加入少許米酒調味即可。

當歸或川芎主要是用來提味，也可以將當歸泡在米酒裡，作成當歸酒，作為日常的調味料

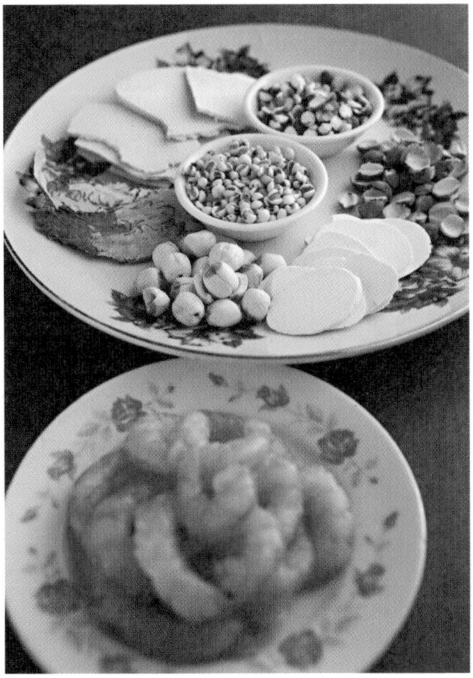

使用。不喜歡米酒味的人，也可以滴一滴香油來提味。

虱目魚、鱸魚、豬肚、泥鰍「健脾補腎」最佳食材，素食者可用豆腐代替

我們家族位於台南縣，盛產虱目魚，從小阿嬤就會煮「四神虱目魚湯」來幫我們健脾補腎。一個人的份量大約是半份或一份的虱目魚肚，如果腸胃不好的人，最好把魚肚上的油脂去除，讓腸胃更好吸收，以免妨礙消化。

除了虱目魚，大家也可以選擇自己喜歡吃或是方便購買的新鮮食材。魚類如鱸魚，其他如豬肚、泥鰍也很有效，素食者可用豆腐代替。使用豬肚時，以不川燙的效果最好，因為它具有黏液質，有保護胃壁的效果，特別是肚子餓就會胃痛的人，豬肚最好不要川燙。不川燙的作法，會讓烹煮後的湯表面浮著一層泡沫，看起來雖然不美觀，但是會加強療效。如果腸胃消化力很差，不太容易感到肚子餓的人，煮好之後喝湯即可，不用吃豬肚，避免食用過多蛋白質使腸胃發脹。

泥鰍同樣具有大量黏液質，可以保護胃部。而素食者可以用豆腐當主要食材，四神加豆腐以少量的水煮濃稠一點，加入豆豉，就是一道美味的養生料理。

【四神虱目魚湯，適合哪些人喝？】

- 工作忙碌、壓力大、三餐不正常，出現食慾不振、吃飽飯後就想排便、腸胃容易脹氣、容易健忘、心神不寧或失眠、虛性便秘（無便意或大便無力）、喝水就會頻尿等症者。
- 容易腰痠痛，無法久站久坐者也適合。另外，腳部容易水腫者，早上剛起床還好，但一到下午或晚上就水腫，且容易疲倦的人也需要喝這道湯。

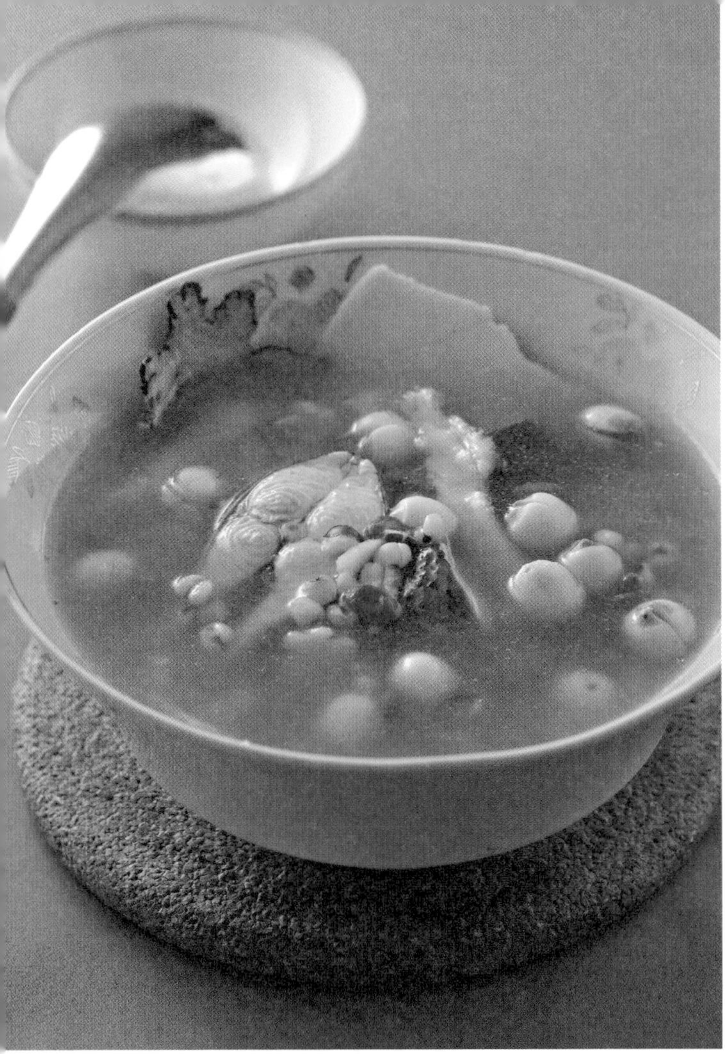

食用禁忌 濕熱體質者不宜，表現出實證便秘（大便硬臭或大便黏）、煩躁、火氣大、口渴、胃悶脹或痛者。身體正在發炎感染者暫不服用。

五代獨門食譜

四神虱目魚湯。

材料 虱目魚一條或是1/2尾的魚、茯苓2錢、山藥3錢、芡實2錢、蓮子3錢、薏仁3錢、一小片當歸或川芎、枸杞2錢、米酒少許。（約一人份）

作法一

壹 藥材洗淨，鍋中放水1000cc浸泡半小時，將藥材煮至800cc。

貳 放入虱目魚煮熟，起鍋前加米酒和鹽適量即可。

作法二

壹 將所有的藥材清洗乾淨，備用。

貳 豬肚內外翻洗後，先不切，將藥材與豬肚一起烹煮。電鍋外鍋放一碗半的水，內鍋放三到四碗水，（此為一人份，兩人份可到五碗水）。

參 豬肚不易熟，電鍋第一次跳起後，需再悶半小時至一小時。

肆 外鍋再加入一碗半的水煮，煮好再悶半小時到一小時，最好反覆燉悶三次，才能讓豬肚好咬好入口，肉質較為軟嫩。放冷後再切片。

吃法 進餐時當做食材吃。

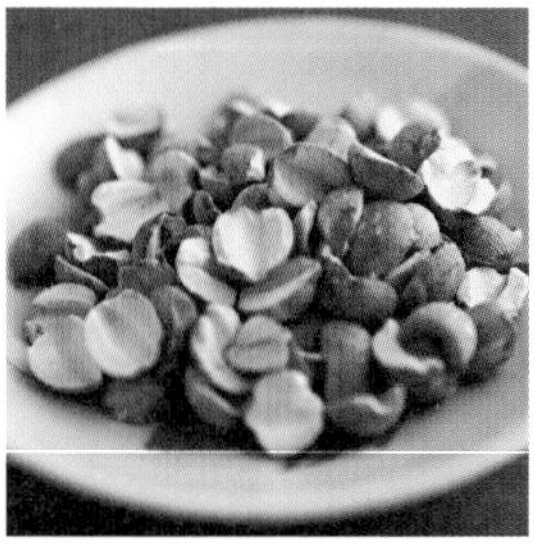

TIPS

- 四神的味道較淡，加上一小片的當歸或川芎，就能香味四溢；枸杞用來提升甜味，加點米酒，也能讓風味更佳。
- 我們家喜歡選用紅蓮子來烹調，其實蓮子原本即為紅色，只是為了美觀將紅色薄膜去除，但蓮子的紅薄膜營養價值很高，也是改善腸胃的重要部分。

餐前喝甘蔗荸薺湯．．．．．可以開胃助消化

現代的人壓力大，導致腸胃消化、吸收力都不好。尤其是嬰幼兒階段的孩子，常常喝沒兩口母乳或牛奶就睡著，半瓶奶就是喝不完，許多擔心孩子發育成長太慢的爸爸媽媽，都會請我提供能讓孩子食慾大增的開胃藥方。

喝奶量超過吸收力，小嬰兒也會有腸胃病

小孩子為什麼不容易開胃？這要從嬰幼兒時期開始探討起。上天故意將小嬰兒的飽覺神經設計得比較遲緩，讓小嬰兒肚子在稍微飢餓時，就會開始哭著要喝奶，但是，卻在已經喝飽的情況下，不會立刻有飽足感，以致於每一次喝奶都是超量，這就是飽覺神經不發達的關係。

例如：如果父母泡了90cc的牛奶，嬰兒一下子就喝光了，通常求好心切的父母下一次會再追加到120cc，甚至150cc，久而久之，小嬰兒喝的奶量遠遠超出了他們的吸收力，腸胃每天都受到傷害，消化就漸漸出問題。

老天爺為什麼要故意設計讓飽覺神經不發達呢？因為遠古時候的原始人類與大自然奮鬥，謀生不易，往往吃了這一餐，下一餐都還不曉得在哪裡？所以老天的設計就是「能吃就吃」，飽覺神經之所以這麼慢，就是為了求生存所發展出來，而且偶爾一餐過量，對腸胃損傷不大，更何況原始人類經常在餓肚子，消化早已很完全，根本不會鬧胃病。

嬰幼兒喝過飽不是好事，容易導致腸胃問題

人類演化到現在經過幾百萬年，飽覺神經仍然是那麼遲緩，尤其小嬰兒更加是如此，導致每餐都過飽，喝母乳過飽的傷害，勉強來說還算不大，但牛奶對人類來說，本身就不是很好消化的食物，讓小嬰兒的腸胃吸收力雪上加霜。

所以我常常遇到年輕的父母對我說，他們的小嬰兒本來餵多少就喝多少，每一次都喝光光，讓他們很有成就感，但是現在變得很不同，喝得很慢，甚至只會玩弄奶嘴，要花很大的功夫才能餵完，甚至餵不完。我就會告訴他們，飽覺神經遲緩的原理，而且直言的說，小嬰兒的腸胃已經出問題了！依照這樣子可以推測，小嬰兒會睡不安穩，很會踢被子而容易感冒，感冒不容易好而變成過敏體質；腸胃不好導致過瘦、發育不佳或遲緩；腸胃不好也可能虛胖，日後導致內分泌和代謝失調。

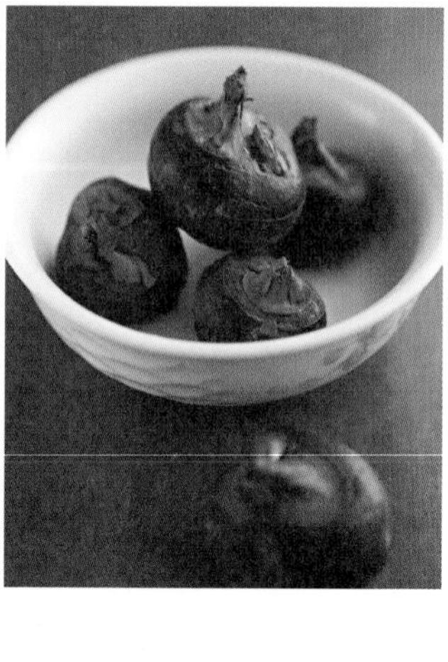

▶ 荸薺是很好的開胃食材。

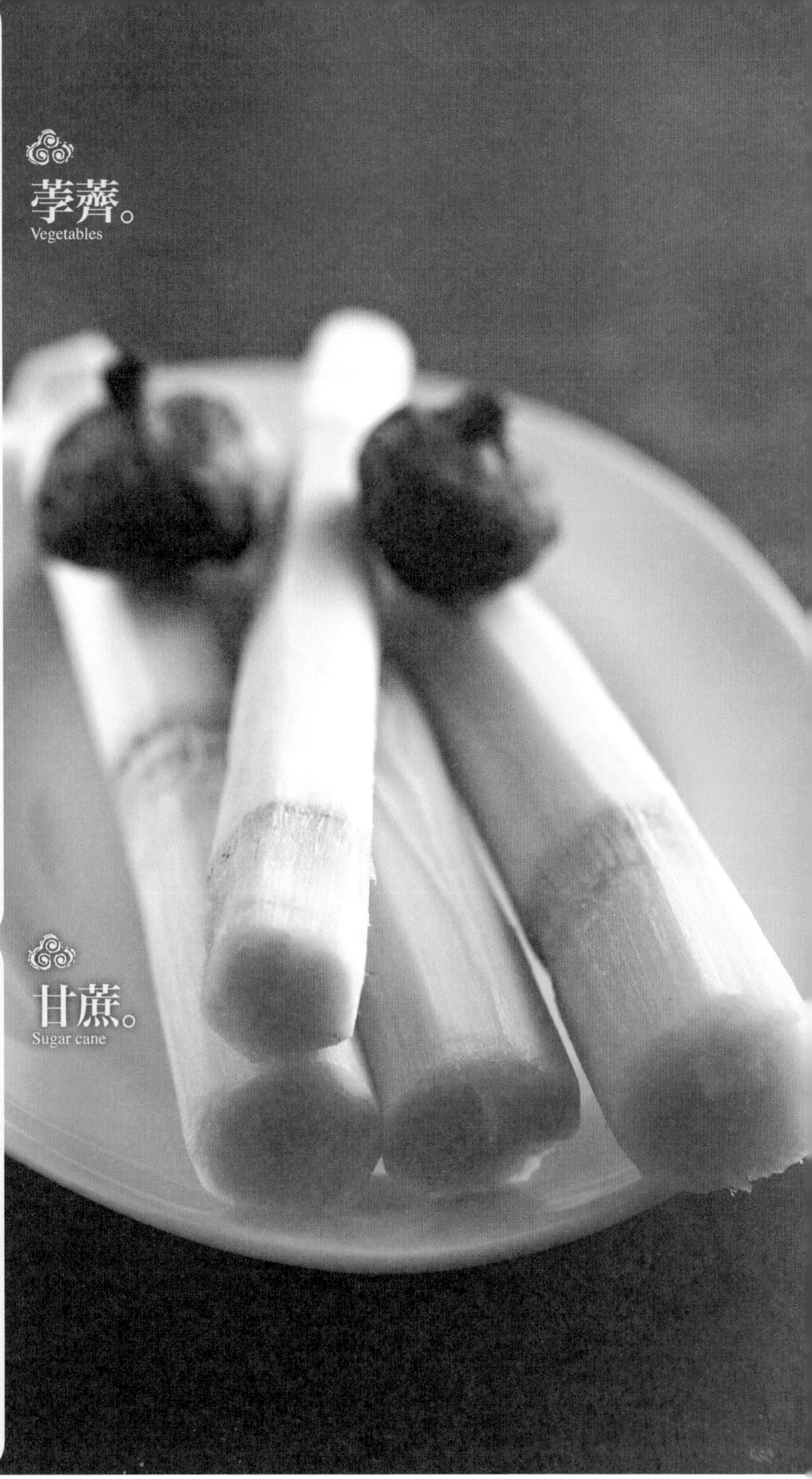

荸薺。
Vegetables

別名 馬蹄、地栗、黑三棱。

來源 為莎草科植物荸薺的球莖。

性味 甘寒。

功能 開胃消食、解熱止渴、溫中益氣、明耳目、消黃疸、除胸中實熱。

註 研究顯示荸薺含抗菌成分，對金黃色葡萄球菌、大腸桿菌、綠膿桿菌等有抑制作用，可預防急性傳染病。

甘蔗。
Sugar cane

來源 甘蔗是禾本科單子葉植物甘蔗屬的總稱。

性味 甘寒。

功能 清熱生津、除煩止渴、利二便，可治熱病引起的反胃嘔吐、咳嗽氣喘。

觀察嬰兒大便，運用「荸薺」來開胃

從孩子的排便，可以觀察其消化力。大便如果是軟軟散散、粉粉、有惡臭、酸臭，都表示消化不良，只要看到小孩子為此種排便情形，就要趕快減少餵奶量。

但是減奶對於父母來說是非常困難的，尤其是希望小孩快快長大的阿公阿嬤，疼愛孫子總希望多餵一點，餵奶量更是容易超過小孩本身的吸收力，到最後就容易傷了脾胃。

荸薺，是一個很好開胃的食材。一般吃丸子的時候，有時候還可以吃到脆脆的口感，那就是荸薺，為什麼丸子要放荸薺呢？因為丸子不好消化，加入荸薺就是為了幫助消化的功能。甘蔗性涼潤，營養豐富，葡萄糖、胺基酸和維生素含量豐富，又帶有甜味，做成料理，小朋友的接受度也相當高。

甘蔗荸薺汁，助消化的最佳蔬果汁

甘蔗的營養配上荸薺的助消化，兩者相輔相成，煮成甘蔗荸薺湯，好吃又有效。或是變換作法，打一杯甘蔗荸薺汁。利用甘蔗汁100cc、生鮮荸薺2粒（生的效果會更好），將荸薺削皮切塊，和甘蔗汁一同放到果汁機裡面攪打，味道很棒。荸薺打碎後，會有一點粉粉的渣渣，如果不敢吃，濾渣喝汁即可。適合三歲以上的小朋友飲用，六個月到三歲以內的嬰幼兒必須服用中藥改善腸胃消化能力，順便調理體質，為將來成長發育打下良好基礎。

【甘蔗荸薺湯，適合哪些人喝？】

食慾不佳欲開胃、夏日中暑胃口差者；飲酒過度，傷到脾胃，出現胃痛、食慾不振、欲嘔吐的人都適合喝這道湯。

食用禁忌 體質偏虛寒，容易腹瀉、咳嗽痰多痰稀的人，應少吃。六個月以下嬰幼兒暫時不適用。

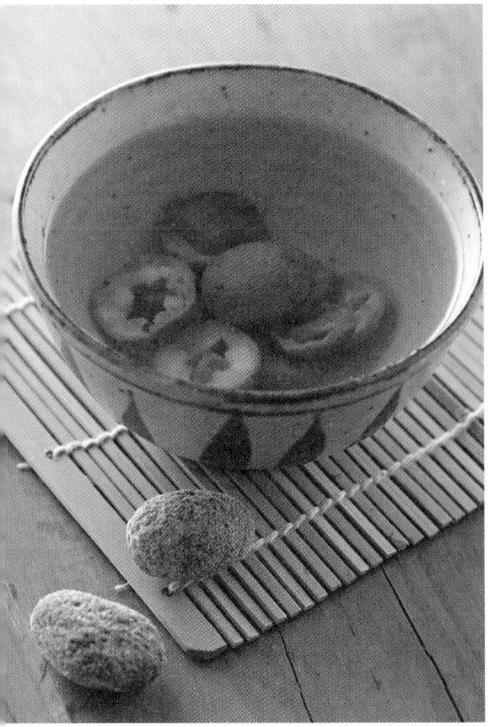

五代獨門食譜 甘蔗荸薺湯。

材料 甘蔗2兩，荸薺5粒，水1000cc。

作法 壹 甘蔗削皮後切成小條狀，荸薺削皮，對切成四小塊。

貳 將甘蔗、荸薺和水，一起放入電鍋內鍋，外鍋加水1杯燉熟。

吃法 三餐餐前喝，學齡前兒童每次喝100cc左右，可以煮好先冷藏，要喝時再回溫。小學生約200cc，國中生約350cc，若時間不允許，一天只能喝一次，則以下午3點或是晚餐前讓小孩子飲用效果最好，可以適狀況調整。需連續飲用一星期。

豬大腸黑木耳湯

改善虛症便血

便血通常是因肛裂或是內痔所造成的，區別的要點是，肛裂所造成便血，其血量通常不多，但是疼痛則較為劇烈，尤其在大便通過肛門口的時候，會產生一陣錐心刺骨的疼痛；內痔所造成的便血，疼痛通常只有輕微而已，甚至完全不痛，但是出血量往往大得嚇人，有的人大便完才發現整馬桶鮮血，通常是內痔引發。

辨症重點

熱症 排便後肛門痛、口苦、小便黃、大便硬、煩躁。

虛症 出現貧血頭暈症狀。

「虛症」血便，可使用「豬大腸黑木耳湯」來改善

便血初期為「熱症」居多，排便後肛門口感到疼痛，擦拭時衛生紙會出現一些鮮血，容易感到口苦、口渴、小便黃、大便硬、煩躁等情形，這時可以用我曾經介紹過的「龍葵豬大腸」，是很有效的食療。若長期反覆便血多時，沒有口渴煩躁那些情形的話，通常即為「虛症」，必須使用「豬大腸黑木耳湯」來改善。

便血變成慢性虛症時，容易反覆發生，而且因為不斷持續的出血，容易產生貧血而出現頭暈，只要休息不夠或過勞就會再度復發，讓出血、貧血的情形不斷反覆發生。而且貧血

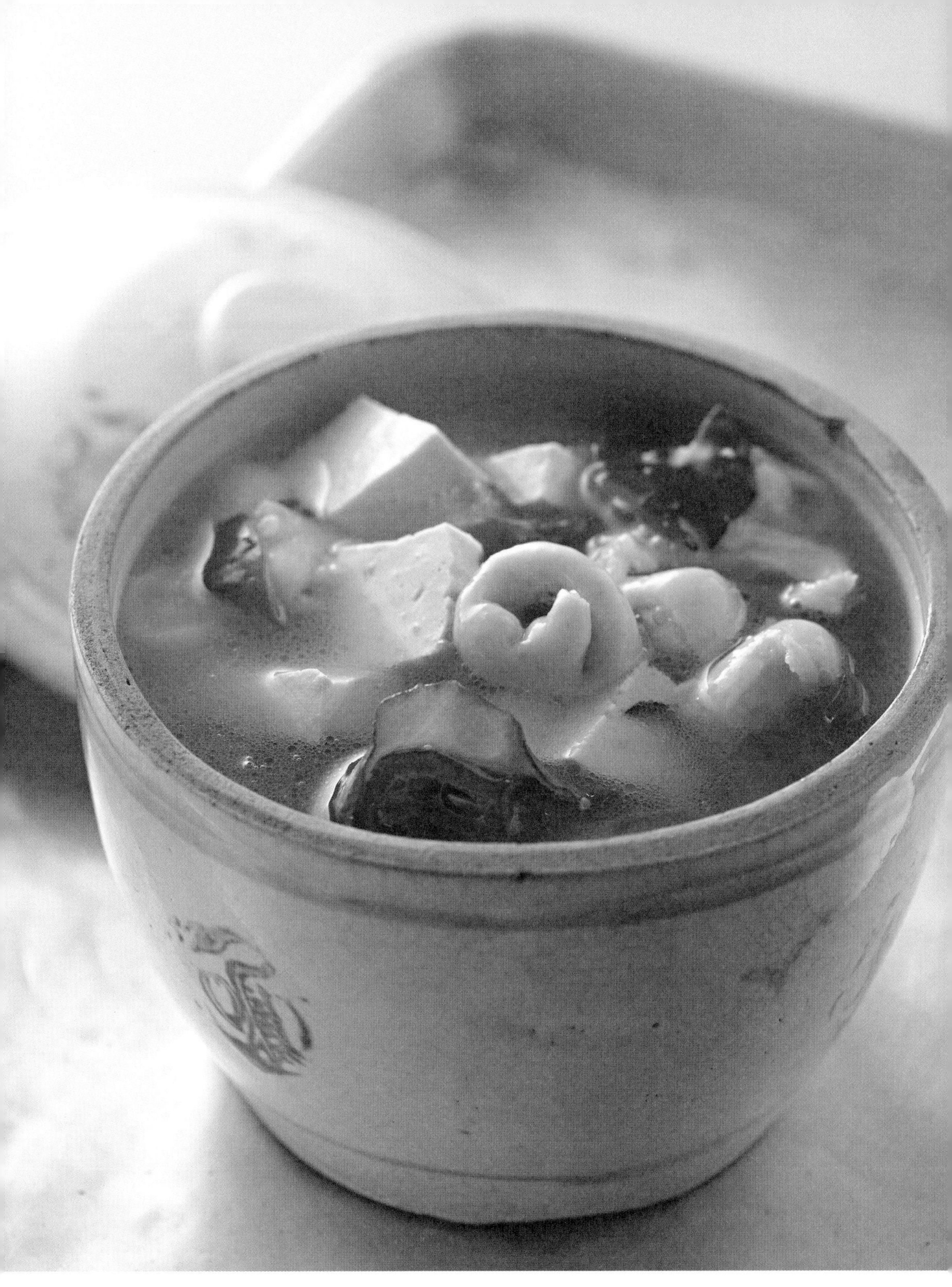

之後因為營養漸漸不夠，血管本身沒有辦法受到滋潤和修復，更容易破裂而出血，又加重貧血，這是個惡性循環。

綠茶、冷泡茶、紅番茄配薑汁，對於便血很有幫助

便血初期發生，都是因為火氣大，若買不到龍葵，可以多喝綠茶，冷泡茶效果更好，可消炎退火。喝茶會心悸的人，可以泡一杯蒲公英菊花茶，加點冰糖，味道微甜好入口，一兩天後火氣就能下降。

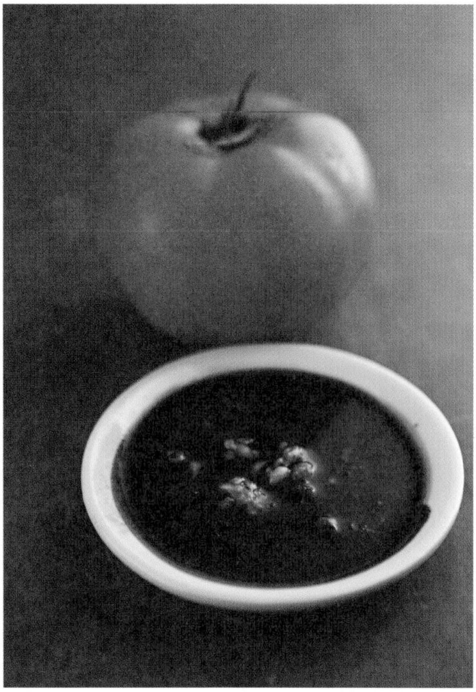

▲ 紅番茄沾上用薑汁、黑糖、醬油調和的醬汁，可以改善便血。

愛吃水果的人可以吃紅番茄（聖女小番茄或大番茄都可以），沾一點用薑汁、黑糖、醬油調和的佐料，很像是台灣南部的吃法，它對於便血也很有幫助。涼性的番茄可退火，但是太涼有時反而會讓身體機能下降而使疾病不易全好，而轉成慢性症狀，所以南部

吃法加入老薑來中和其涼性，這就是中醫所說的「陰中有陽、陽中有陰」，又稱為「反佐」，是最理想的調和。

吃素者可將大腸換成青殼鴨蛋，「簡便方」香蕉一條也有效

虛症的肛裂便血，食療方面可以用「豬大腸黑木耳湯」。也就是用豬大腸一段，濕黑木耳一兩，豆腐一塊，加入少許鹽調味。如果可吃蛋奶素的素食者，可以將大腸換成雞蛋或是青殼鴨蛋來替代，不過仍以大腸的效果較好、其次是青殼鴨蛋。若已經出現貧血可以再加紅棗十粒、生薑三片，幫助生血。其他像是首烏芝麻糊，或是「簡便方」香蕉一條（愈成熟愈好），切斷沾蜂蜜吃，都能改善虛症的肛裂便血。

我的很多患者和親友服用了這個食療之後，發現不但改善了肛裂出血，連一些擾人的小毛病也一併根除，我說這是黑木耳有很好的活血效果，而且也保護了血管之故，中醫理論說到：「不通則痛」、「不暢則病」，氣血通暢，人自然清爽。

張院長養生觀　直接吃黑棗，便秘也能得到改善

肛裂若伴有便秘，可用地瓜蜂蜜膏可改善通便，如果沒時間動手做，可改用直接吃黑棗的方法，一天吃個幾顆。黑棗的黏膠質其實就是纖維質，類似地瓜纖維的作用，便秘也能得到很好的改善。

五代獨門食譜

豬大腸黑木耳湯。

材料 豬大腸一段，濕黑木耳一兩，豆腐一塊、鹽適量。

作法 將食材放入電鍋內鍋，加水500cc，外鍋放水1～2杯燉熟後，加鹽少許，即可食用。

吃法 吃飯的時候可以喝湯，吃木耳、大腸。

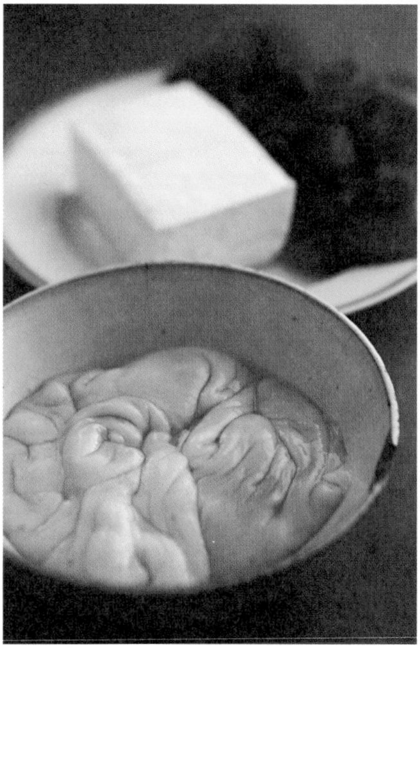

蒲公英菊花茶。

材料 蒲公英1錢、菊花1錢、槐花1錢、茵陳蒿1錢、甘草0.5錢、白茅根1錢、藕節1錢。

作法 將所有材料清洗乾淨後放入保溫瓶，倒入熱水500cc，悶泡一小時後放涼，即可飲用。加冰糖可以增加口感，不加也沒關係。

吃法 泡好後隨時飲用，不要一次牛飲喝掉，要分次倒入另一小容器放涼後喝，以免口腔細菌污染整個保溫瓶。

Part 2

心肺疾病

小症狀，
如長期乾咳、過敏性咳嗽、胸悶虛喘；
大病症，
小兒氣喘、肺炎、肺積水、心肌梗塞、心臟病、中風前兆，
只要運用一般食物，搭配中藥材特性，
都能解緩症狀徹底根治。

祖傳藥湯麥門冬水梨湯

改善聲啞久咳

有一次在診所接受記者的訪問，在採訪過程中，那位女記者講話很吃力，聲音沙啞，她表示前些日子感冒，好了之後就變成這樣子，已經十幾天了。我隨即在診所內調配三公克的麥門冬湯給她服用，才五分鐘，她的聲音就已大致恢復了，迅速的效果，讓她對於中藥的奧妙也讚嘆不已。

「燥熱體質」的人，容易喉嚨乾澀

很多職業都要靠說話吃飯，例如老師、記者、業務員、主持人、歌手……，平常聲帶老是過度使用，如果平常飲食又是偏向重口味，或是甜食、刺激物、乳製品，萬一感冒的時候，首當其衝的就是喉嚨，感冒好了也容易演變成聲音沙啞或是乾咳，都會為工作帶來困擾。

通常常講話過多或是燥熱體質的人，喉嚨的水份量不足，造成喉嚨乾澀音啞咳嗽，「麥門冬水梨湯」這帖祖傳藥湯就非常適合這種情形使用，因為水梨本身是寒性降火，加上麥門

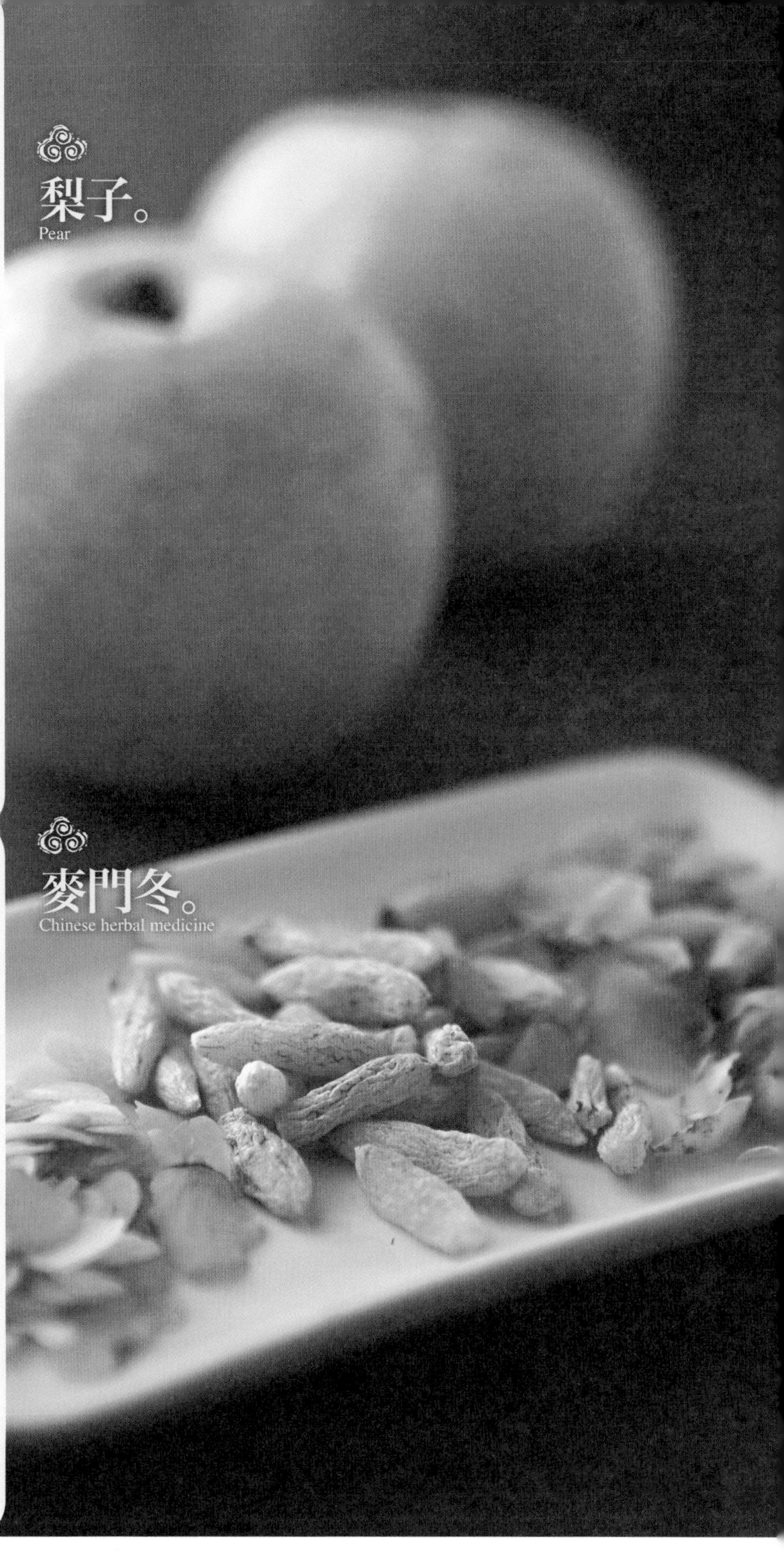

梨子。
Pear

別名 蜜父、快果、玉乳

來源 薔薇科植物

性味 甘、微酸寒。

功能 清熱生津潤肺、止咳化痰、除煩止渴、利尿、潤腸通便。可用肺燥咳嗽、咽乾失音、口乾煩躁、反胃便秘、瘡毒酒毒。梨子含許多維生素C，可抑制致癌物亞硝胺在胃內形成。可用於放射治療引起口乾舌燥、味覺異常，刺激唾液分泌。

麥門冬。
Chinese herbal medicine

別名 麥文冬、麥冬、寸冬、忍冬、階前草、山官。

來源 百合科植物沿階草的塊根。

性味 甘微苦寒。

功能 清心潤肺、止嗽消痰、瀉熱除煩。治嘔吐、燥咳、津虧便秘、萎蹶、心煩口渴、脈絕短氣、客熱虛勞、肺痿吐膿、經枯、乳閉、明目悅顏。

冬滋潤肺咽的功效，兩者可說是開音止咳的最佳拍檔。

麥門冬甘中帶苦，搭配水梨的甜味，可改善乾咳、久咳

這帖食療還用到中藥「半夏」，古人稱這種藥材有「發聲音」之效，專門用來治療聲帶痲痹所導致的失音。一般人應該都有這種經驗，講話講太多或是受風寒之後突然「失聲」，不是聲音變沙啞的問題，而是完全發不出一點聲音來，聲帶突然失去功能，就像咽喉被「鎖住」一樣，這種情況就是聲帶痲痹，正是需要半夏這種藥材來治療。

麥門冬具有清心潤肺、消痰止嗽的功效，不過其性味甘中帶點微苦，如果單獨飲用，會比較像吃中藥。我通常都建議患者將麥門冬搭配同樣具有生津止渴、清燥潤肺的水梨一起服用，利用水梨的甜味，和麥門冬、半夏搭配，吃起來不但美味，還能達到改善喉嚨乾癢、聲音沙啞、長期乾咳的效果。

體質偏寒者可加入西洋蔘一起煮，湯性由寒轉溫

前一陣子沙塵爆來襲，很多人喉嚨感到不舒服，這時只要喝這帖湯，就能改善不適症狀。如果真的很忙沒時間煮，也可以吃顆水梨，對因為空氣污染造成的喉嚨痛是有幫助的。

有人會問，我的體質偏寒，不適合吃水梨，該怎麼辦呢？寒性體質者可以直接口含「西洋蔘片」，或是直接在這道湯加入份量多一點的西洋蔘，這樣湯就會轉成溫性，體質寒的人照樣可以服用。

【麥門冬水梨湯，適合哪些人喝？】

- 工作需講話多或歌手練唱，聲音沙啞或失音者。
- 急慢性支氣管炎患者，出現乾咳無痰或痰黏不易咳出、咽乾、口渴、聲音沙啞者。
- 燥熱體質，油炸煎烤重口味吃多者，出現容易咽喉乾痛或咽中卡痰、胃容易悶痛或反胃感、或兼有乾咳、便秘大便硬、小便黃等症者。

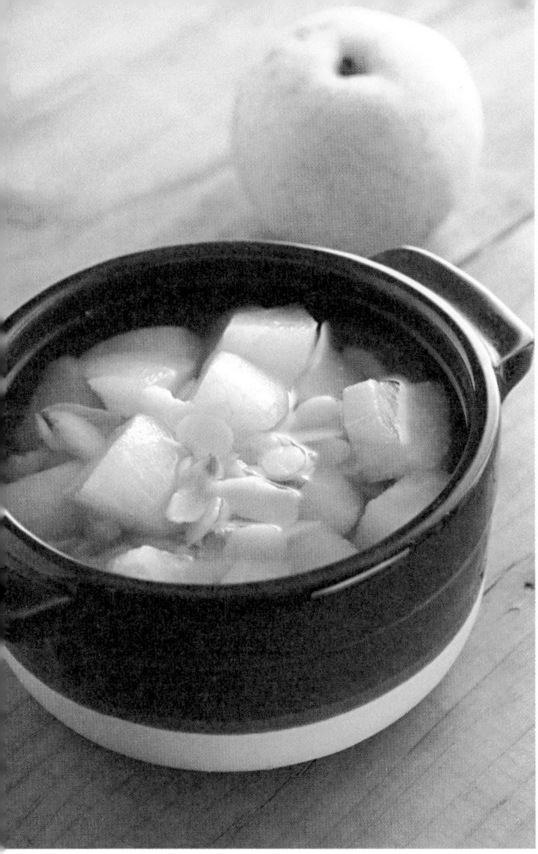

食用禁忌

梨子偏寒助濕，多吃會有傷脾敗胃的現象，脾胃虛寒容易腹瀉者少吃。感冒寒咳，出現痰多白稀、疲倦、講話無力者不宜。梨子含較多果酸，胃酸多者，不可多食。梨子有清熱利尿作用，體力差、喝水容易頻尿者少吃。

五代獨門食譜

麥門冬水梨湯。

材料

水梨100g、百合20g、麥門冬20g、半夏5g、冰糖少許。

作法

壹 將麥門冬、半夏、乾百合清洗乾淨。

貳 準備一只砂鍋，放入300cc的水，先將乾百合泡水10分鐘後，再將麥門冬、半夏放入。

參 水梨洗淨削皮切塊後，將水梨放入砂鍋中。

肆 將砂鍋放入電鍋中，外鍋放一杯水，烹煮至開關跳起後，再悶10～20分鐘。

伍 打開鍋蓋，放入少許冰糖。

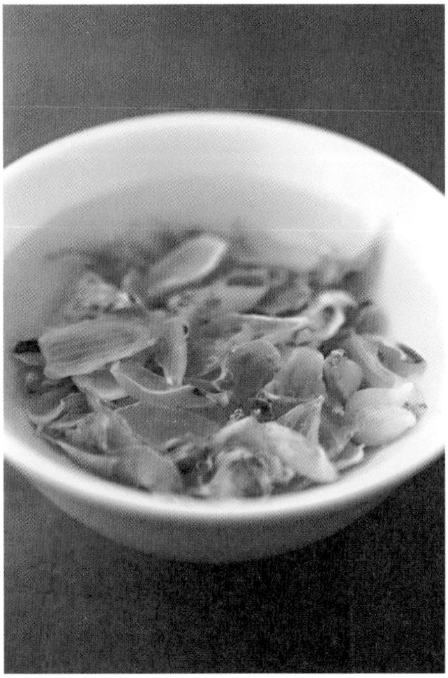

▲ 乾百合先泡水十分鐘，使它軟化。

TIPS

水梨不要削皮，從蒂的部位切除三分之一，當作蓋子，下面的三分之二當作容器，挖掉一些果肉，將全部材料放入，放到電鍋裡燉煮，就是一道創意的養生料理。

自製天然枇杷膏 潤肺爽聲

辨症重點

燥症咳嗽 乾咳無痰，或痰白量少而黏，咽乾不痛，偶有突發性頓咳，音啞或不爽，吃燥熱物易引發，通常屬長期咳嗽。

虛症咳嗽 咳嗽無力，痰多泡沫，咳不甚，但講話多、喝冷飲或遇到冷空氣時會一直咳，口不渴，通常屬感冒後期或是虛寒體質者觸冷而發。

熱症咳嗽 感冒初期引發，或有咽喉疼痛、發燒症狀，咳嗽劇烈而頻繁，痰很濃稠腥臭呈現黃色或是白色黏稠甚至塊狀，口渴。

很多人家中都會備有枇杷膏，遇到咳嗽、聲音沙啞時，泡杯枇杷膏來緩解症狀。不過造成咳嗽的原因有很多，有些人喝完枇杷膏之後反而咳的更嚴重，所以喝枇杷膏之前，要先瞭解咳嗽的原因。

枇杷膏對於「痰少的」乾咳、「過敏咳」非常有效

枇杷膏可以潤肺爽聲，常常需要說話、唱歌的人，容易感到口乾、口渴，可以多喝枇杷膏來滋潤喉嚨。枇杷膏也能改善虛中帶熱的久咳症狀，要如何判斷久咳是屬於熱症還是虛症呢？

如果咳嗽多痰，就是虛症，一般來說，可以吃些補品來改善，像是「香菇核桃雞腿湯」（【材料】雞腿1～2隻、香菇3朵左右、薑片、鹽少許。【藥材】核桃2錢、黃耆3錢、

白朮2錢、防風1錢、紅棗5顆、白果5粒）。但是有時會發現，感冒的症狀明明已經好了，但卻仍持續乾咳，或是說話的時候就一直咳不停的過敏性咳嗽，痰少，有點黏，口乾，聲音沙啞，這時，吃些枇杷膏能有很好的改善效果。抽煙咳嗽者也適用。

痰黃又濃稠者，不適合喝枇杷膏

感冒初期的喉嚨痛，尤其是出現發燒症狀，都是屬於「熱性」咳嗽，不適合服用枇杷膏。因為這時候身體非常躁熱，應該要等燒退之後，開始出現口渴、乾咳症狀，這時候服用枇杷膏，效果最好。很多人感冒痊癒之後，還是一直咳不停，這時候吃這帖枇杷膏就非常有效。

自己動手做枇杷膏，口感佳、效果好

枇杷葉本身是中性偏寒，但是搭配浙貝母、桔梗、前胡、麥門冬、天門冬之後，就變成降氣潤燥化痰。

其實枇杷膏的作法很簡單，不妨熬煮一罐放於家中備用，家人喉嚨不適時，就能立即飲用。製作時，為了增加口感及方便保存，我們會加入蜂蜜及麥芽糖來熬煮。如果經濟許可，

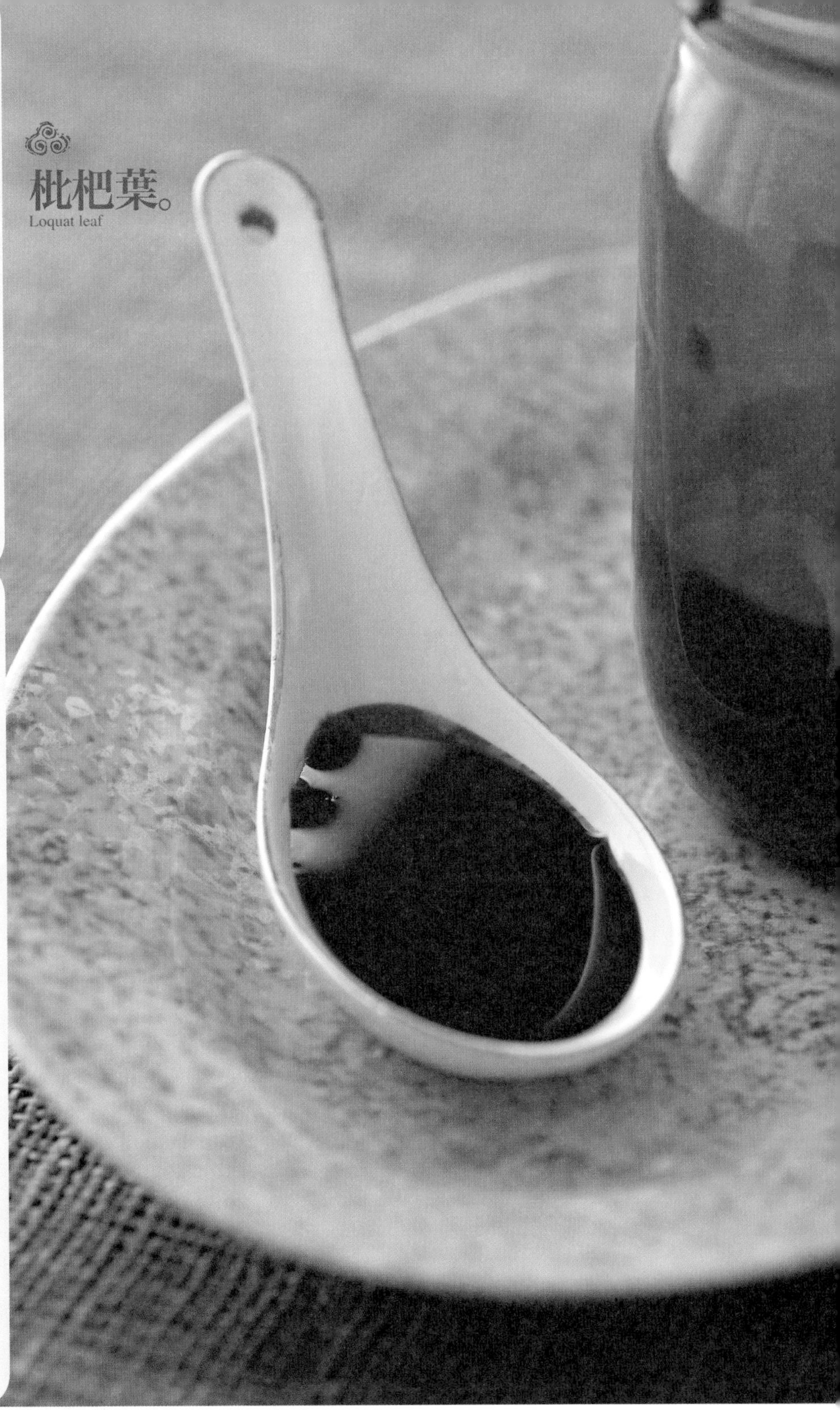

枇杷葉。
Loquat leaf

別名 杷葉、巴葉。

來源 薔薇科枇杷的乾燥葉

性味 苦、微寒。

功能 清肺止咳、消痰定喘、降逆止嘔。可用於肺熱咳嗽、氣逆喘急、胃熱嘔噦、胸面上瘡。

也可完全用蜂蜜熬煮（約100g），蜂蜜具有防腐的作用，置於常溫下也不會壞，不過因為蜂蜜價格較高，也較甜，所以大家也可以搭配麥芽糖使用，但麥芽糖的缺點是，放入冰箱冷藏時會凝結，不好倒出，要以挖的方式。

【枇杷膏，適合哪些人吃？】

- 肺熱燥咳者，出現乾咳無痰、或痰黏不易咳出、食用燥熱食物（油炸煎烤物、堅果類等）易咽乾癢作咳、勞累時身體發熱作咳。
- 感冒或熱病後久咳不痊癒，表現乾咳或陣發性猛咳、咽乾或聲音沙啞。
- 講話多的人或歌唱者可用於潤喉潤肺爽聲。

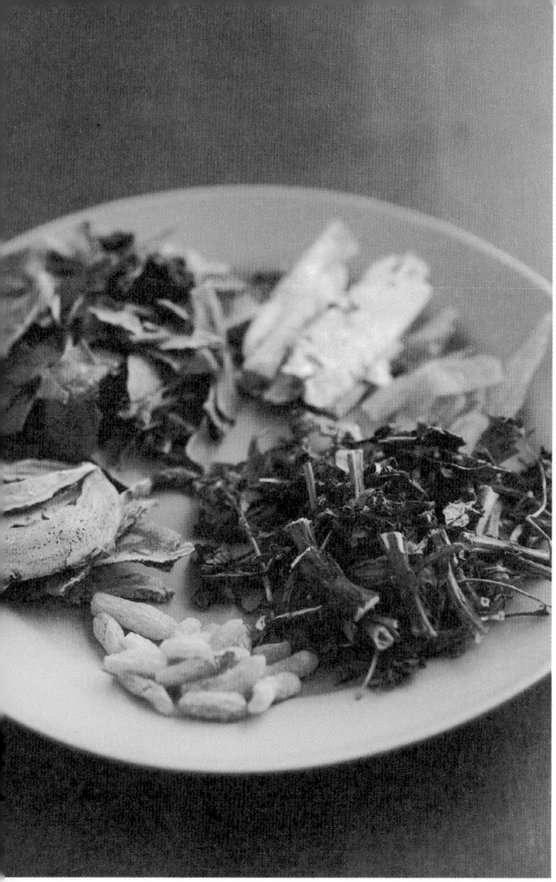

食用禁忌 感冒初期發燒、咽痛、咳嗽痰黃稠、口渴者不宜。枇杷膏較甜，糖尿病或吃甜食會腹脹者慎用。

五代獨門食譜

自製天然枇杷膏。

材料 枇杷葉3錢（一般中藥店都已去好毛，如果沒有去好毛不但不能止咳，還會引起咳嗽）、浙貝母3錢、桔梗2錢、前胡3錢、麥門冬3錢、天門冬2錢、薄荷1～3錢（視個人喜好決定清涼程度）、麥芽糖、蜂蜜（兩者視個人喜好甜度來添加）。

作法

壹 將所有藥材放入清水中稍微浸泡清洗後瀝乾。

貳 將所有藥材放入大碗中，加入10碗水，水要淹過藥材。

參 先以大火煮沸後，再以中火慢熬30分鐘至1小時，熬煮至剩5碗，把藥汁用濾網過濾，倒出來備用。

肆 再將藥材加入10碗水，再熬煮剩5碗後，用濾網過濾乾淨。

伍 將步驟三、四的10碗藥汁（已無含藥材），倒入麥芽糖和蜂蜜，邊煮邊攪，煮到帶有黏稠感，再以小湯匙試口感。

吃法 一次含一小湯匙，大約5cc左右，讓枇杷膏慢慢在口中化開，效果最好。也可用溫開水溶解枇杷膏後，當水飲用。

夏天多喝白果蘿蔔雞湯
改善胸悶虛喘、食慾不振

很多患者常會問我，為什麼一到夏天，總是食慾不振，沒有胃口呢？這是因為我們的腸胃很怕悶熱潮濕，所以每當在夏天悶熱的天氣，腸胃的蠕動力就會變慢，導致沒有胃口，精神不濟，如果這時吃點蘿蔔、薑片，加上鹽巴，就可以讓振奮腸胃，讓精神變好。

夏天吃冰，小心愈吃愈渴

大多數的人，喜歡在夏天吃點冰涼的冰品、飲品，以為如此能夠消暑解渴，不過往往發現這只能讓口腹得到一時之快，過不久依舊口乾舌燥、肝火上升，愈喝愈渴。

我的家族幾乎不喝冰的飲料，這也是長壽健康的秘訣之一。吃冰的時候人體的血管會收縮起來，血液循環變緩慢，身體為了要維持恆溫，就會產生熱，肝火就會上升。此外愛吃冰的女生小腹也容易變大，因為身體接收到低溫訊息，就會加速脂肪囤積。所以千萬別以為吃冰可以解渴解熱，它對身體的壞處還真不少。

想要真正達到解渴的目的，不妨試試這個方法。我曾經做過一個小實驗，在夏天想要消

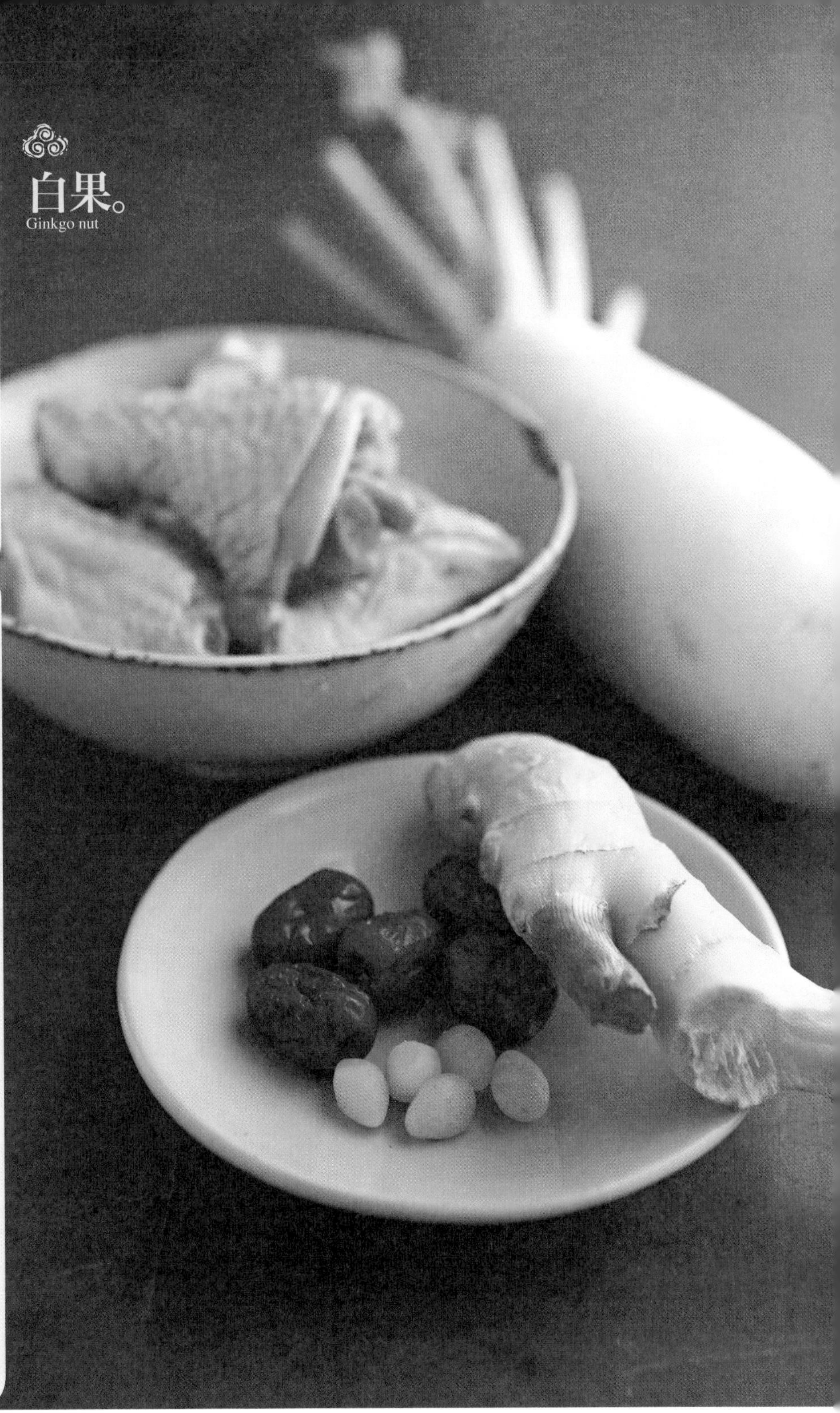

白果。
Ginkgo nut

別名 銀杏核、公孫樹子、銀杏仁、靈眼、鴨腳子，鴨腳果仁。

來源 銀杏科植物銀杏除去肉質外種皮的種子。

性味 甘、苦、澀。

功能 溫肺益氣、定喘嗽、縮小便、止小便白濁。用於肺虛咳喘、哮喘、久咳，腎虛遺尿、頻尿、帶下、白濁、耳鳴頭暈，脾虛腹瀉。白果可抑制結核菌及皮膚真菌生長，有祛痰定喘、抗衰老作用。

暑解渴，反而吃點溫熱的食物，像是口中含一片西洋蔘片，果不其然，反而能夠消除乾渴。

白蘿蔔、白果，有助改善胸悶、食慾不振

夏天常容易感到疲倦、想睡、呼吸喘、容易口渴、胸悶，或是一運動就大汗淋漓，這時候可以燉煮一鍋「白果蘿蔔雞湯」來改善胸悶不適等症狀。我會建議大家在餐前喝這道湯品，「先喝湯後吃飯」一直是我們家族用餐的共同習慣，一口熱湯下肚，就好像先跟身體臟器打招呼，消化系統就會開始運作，吃進來的食物就會更好消化。進食流質食物（如湯、粥類）的時候，身體的消化液分泌的速度遠比吃固體食物來的快速。

白蘿蔔本身可以幫助振奮食慾，白果中則有一種成份可以調整呼吸，有助呼吸順暢，經常走兩步就覺得喘噓噓的人不妨可以吃點白果。這兩種食材一起入菜，可以舒緩胸部鬱氣，也可以增加食慾。

【白果蘿蔔雞湯，適合哪些人喝？】

- 夏日食慾不振、胸悶、虛喘、疲倦欲睡者。
- 肺虛久咳不癒者，咳嗽聲弱兼有講話無力、稍動則汗水淋漓、容易疲倦者。

- 喝水容易頻尿或婦女白帶多者，兼有消化不良、胃口差或容易腹瀉等症者。
- 一般民眾皆可食用。

食用禁忌

感冒初期出現咽喉痛、發燒、咳嗽猛、痰黏、口渴者不宜。

正在急性感染發炎者不宜，如急性腸胃炎、尿道炎等，出現嘔吐腹瀉、小便黃或灼熱刺痛等症者。

五代獨門食譜 白果蘿蔔雞湯。

材料 土雞5～6兩，生白果1兩，白蘿蔔半條，紅棗5粒，薑片6片，水500cc，鹽巴少許。

作法

壹 將土雞剁成小塊，川燙後，用冷水沖洗備用。

貳 白蘿蔔削皮後切小塊，與土雞塊、白果、紅棗、薑片、500cc的水，一同放入砂甕中，封上保鮮膜。

參 可以用瓦斯爐或電鍋煮。如果是用瓦斯爐需以中火烹煮，如果是電鍋，要讓電源跳起兩次，約1.5小時，煮好再加鹽調味。

吃法 夏日胃口不開時，飯前先喝一碗湯，食材在進餐中可以食用。

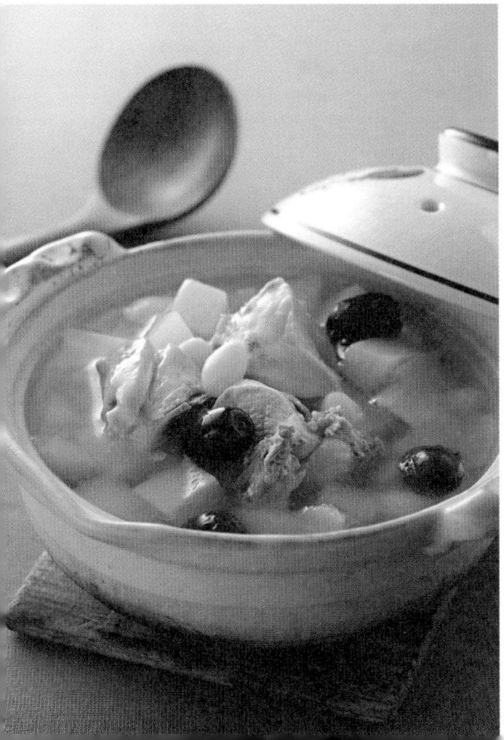

煮一鍋 柿餅烏骨雞湯
改善小兒氣喘

很多苦惱的家長帶著氣喘兒前來求診，這些小孩子很容易感冒，雖然吃了西藥後，不再咳嗽、流鼻水，但往往很容易又再度感冒，好不容易感冒痊癒，半夜卻容易有氣喘發生。

多吃Omega—3（亞麻仁油、深海魚油等），可以控制過敏氣喘

兒童氣喘幾乎百分之百都屬「寒性」，會突然發作，尤其是空氣的溫度、濕度改變，季節變化交替之際，孩子就算沒有做劇烈運動也會突然氣喘，尤其是半夜氣喘，就是一般俗稱的過敏性氣喘。

孩子有氣喘毛病，做父母的經常會提心吊膽，擔心會不會在學校突然發作？氣喘發作時如果身邊又沒有人在，是非常危險的，鄧麗君就是一例。所以平時飲食保養就非常重要。

值得提醒的是，Omega—6很容易誘發氣喘發作。哪些食物含有Omega—6呢？一般在家裡炒菜使用的油（豬油除外）或是餐廳裡吃到的油、炸雞的油、堅果類、巧克力等等，都充斥

著Omega—6，目前全世界在飲食上面臨最大的問題之一，就是Omega—6攝取過多。

Omega—6本身是很強的發炎、致敏物質，現代孩子大多攝取過多，導致過敏性鼻炎，久而久之，也會變成過敏性氣喘。而Omega—3（亞麻仁油、深海魚油等），可以平衡Omega—6的致敏問題，建議父母可以讓孩子多補充。

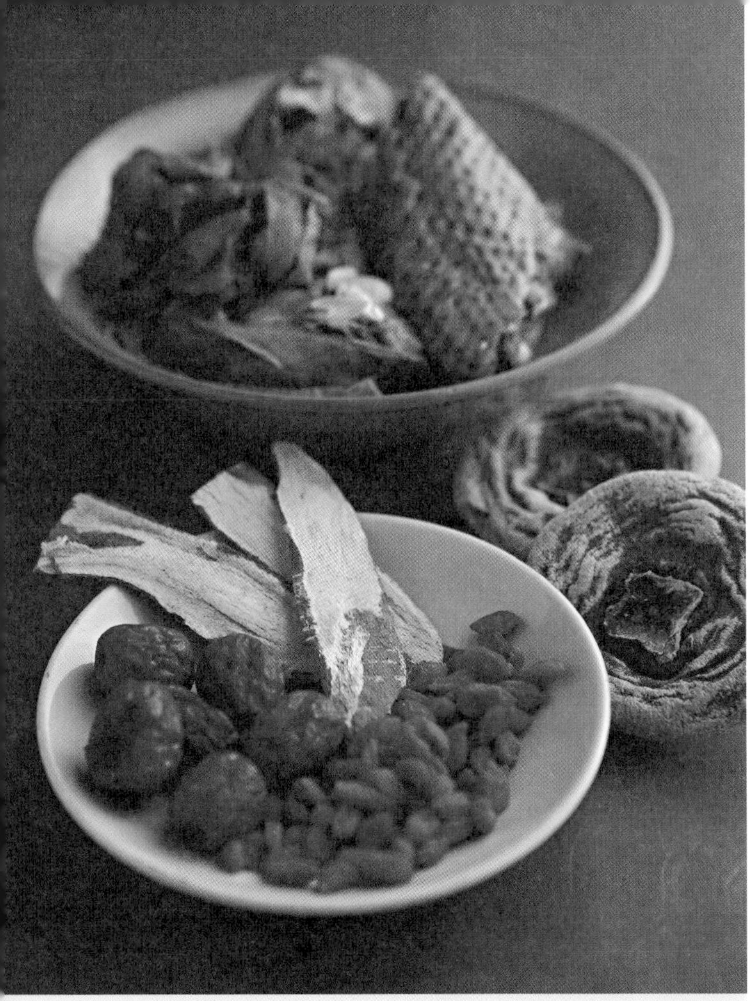

柿子。
Persimmon

別名 猴果、猴棗、紅柿、香柿、毛柿。

來源 柿樹屬植物柿樹的果實。

性味 甘、澀、性寒。

功能 清熱潤肺、止咳化痰、生津止渴、澀腸止瀉、和胃止嘔、補虛、解酒、降血壓、止血。含有豐富的蔗糖、葡萄糖、果糖、胡蘿蔔素、膳食纖維、維生素A、少量維生素C、碘、鈣、磷、鐵等。

柿餅可以潤肺止喘，尤其對小孩止喘更有效

我曾經提過紅面鴨可以改善氣喘，不過這道食療比較針對老人氣喘的病症，因為紅面番鴨相當滋補，不適合小孩子的體質，可以改用「柿餅烏骨雞」保養。台灣的北埔柿餅很有名，每年農曆的九月有九降風來風乾柿子。

柿子含有大量的膠質，可以止瀉；還有美白、健體的功效，不過腸胃不好的人要適量食用，以免過於豐富的膠質無法消化，反而會變成負擔。柿餅可以潤肺止喘，尤其對於小孩子的虛喘更是有效。有些人喉嚨癢，或是吹到風、講話太用力，就會想要咳嗽，可以將3個柿餅切成小丁，加入800cc的水及8cc冰糖煮熟，將湯與柿餅一起吃下，就能有潤肺、提升肺部元氣的效果。柿餅的補肺配上烏骨雞的補精血、養腎氣，就形成一道「肺腎雙補」的好料理。為什麼止喘還須顧腎呢？中醫的理論肺屬金、腎屬水，金會生水，所以肺為腎之母，故要治喘不能只著重在肺，腎氣的調理也相當重要，就是這個道理。

【柿餅烏骨雞，適合哪些人吃？】

- 小孩子虛喘，容易在天氣轉變時發作（天氣冷熱變化過大或濕氣太重）或在半夜發作或在

註 鞣質（Tannins）又稱單寧。是一類結構複雜的酚類化合物，在植物中廣泛分佈，尤以樹皮中為多，具有收斂、止血、抗菌的作用。鞣質與蛋白質結合，會形成不溶於水的沉澱。

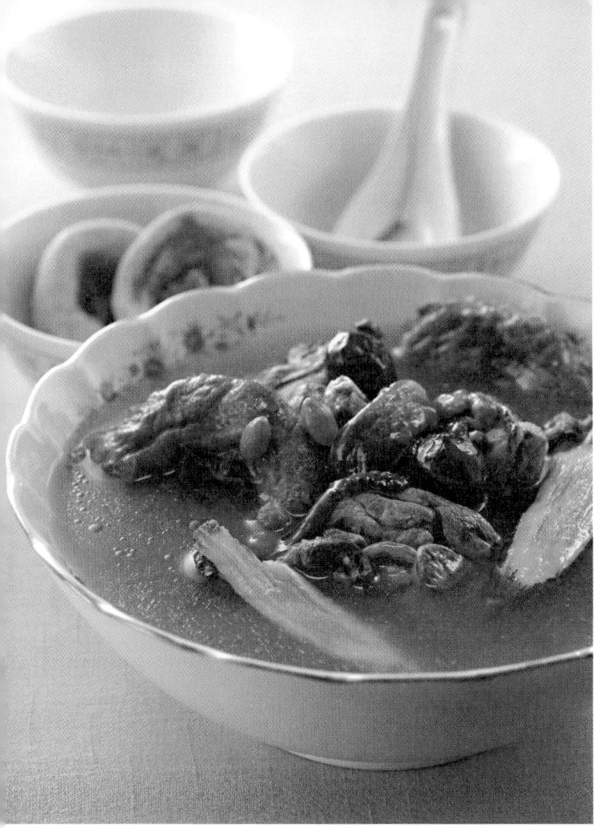

劇烈運動後發作。

- 吹到風或講話太用力，就會喉嚨癢想要咳嗽的人。
- 感冒後久咳不癒屬虛咳者，兼有咳嗽聲低微、講話無力、疲倦、懶言者。
- 適合一般民眾進補。

食用禁忌

柿子有高含量的鞣質（註），如果吃完海鮮等屬於高蛋白的食物之後又吃柿子，豐富的鞣質和大量蛋白質結合，會在胃中形成「柿石」，胃為了要排除柿石，會猛烈收縮，造成心臟負荷變大，甚至導致心臟麻痺。所以建議食用柿子需避開高蛋白（如蝦、蟹）。

不要空腹吃柿子 因柿子含有較多的鞣酸及果膠，空腹進食時會在胃酸的作用下形成大小不等的硬塊（柿石）。

柿子在軟熟前非常澀，不能食用。柿皮鞣質含量高，不宜食用。

柿子含糖量高，糖尿病患者不宜多食。

腸胃差易消化不良者少食柿子。

本食療屬溫補，體內有實熱或正在發炎感染者不宜，出現火氣大、口乾舌燥、小便黃、大便或硬或黏、咽腫痛、發燒等症者。

五代獨門食譜

柿餅烏骨雞湯。

材料 柿餅3個、烏骨雞1/4隻或雞腿兩隻、黃耆5錢、枸杞5錢、紅棗10粒、鹽少許。

作法

壹 將所有藥材及烏骨雞清洗乾淨。

貳 將烏骨雞切塊並川燙。

參 將川燙好的烏骨雞放入砂鍋，再放入整顆柿餅及藥材，加入1500cc的水，以大火煮開，再轉成小火煮30分鐘，再加入鹽巴調味即可。

吃法 連吃3~5天後，以後每1~2周保養一次即可。在進餐中喝湯，食材也可吃。

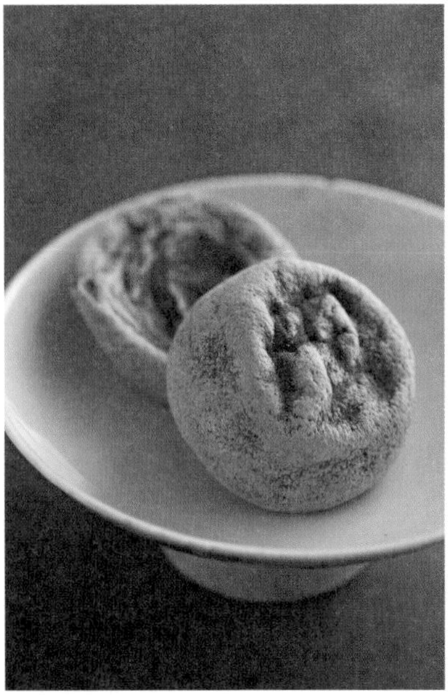

▲ 表面有白色粉末柿霜，才是好的柿餅。

TIPS

- 柿餅上有白色粉末的柿霜才是好柿餅，愈好的柿餅，柿霜愈多，柿霜即是柿子的酵素。不過有不肖商人用麵粉製造假的柿霜，可以將柿子浸泡鹽水，如果粉末不見了，才是真的天然柿霜。
- 柿餅雖然可以保存很久，但是柿餅不用冷藏，就要小心有放防腐劑的可能。選擇柿子時，要選柿蒂凹進去的或平的較好，柿蒂凸出來的不要選購。

煎壺冬瓜子桑白皮茶

改善咳嗽胸痛、肺炎

覺得只是輕微的感冒，怎麼會一下子變成肺炎呢？我的門診經常會有因為感冒咳嗽，出現胸口明顯疼痛的患者。在這裡我要慎重提醒大家，只要是咳嗽時胸口會劇痛，咳出來的又是深黃綠色的稠痰，幾乎百分之百都是肺炎，可不能當做一般的感冒掉以輕心。

感冒咳嗽胸部會痛，小心得肺炎

肺炎有十之八九都是因小感冒而引起的，尤其抵抗力較弱的兒童，以及愛喝冷飲的青少年，上呼吸道幾乎沒有能力擋住細菌，細菌過關斬將從鼻腔到咽喉，長驅直入感染肺部，於是咳嗽時胸口產生劇痛，與一般感冒喉嚨癢而咳嗽有很大的不同，治療上特別棘手。有些較重的肺炎患者還會出現血痰，或是咳嗽時感覺到有濃濃的血腥味，嚴重的時候還會發燒。

西醫治療肺炎是用強效的抗生素，並給予退燒藥，抗生素該用則用，我並不反對，但是退燒藥一吃下去，人體的抵抗力就變弱，更無法抵抗細菌的一點點攻擊，使得痊癒速度更慢。但是抗生素配退燒藥已經是西醫多年來的用藥習慣，不容易改變。近幾年為了怕細菌產生抗藥性，很多西醫診所大多避免開抗生素，只開退燒藥緩解病情，大幅削弱患兒抵抗力，於是陷入吃了就退、退了又燒的窘境，甚至感冒幾個月都無法完全痊癒。

既然目前西醫為了細菌可能產生抗藥性的考量，而盡量避免使用抗生素，這時中藥的「天然抗生素」——冬瓜子、魚腥草就可以幫上很大的忙。這些天然抗生素絕對不會有讓細菌產生抗藥性的問題，因為西藥抗生素是單一化學成分，細菌很容易對付和適應，而冬瓜子和魚腥草這種天然植物所含的抗菌成分，都是幾十種甚至上百種植物化學分子所構成，細菌完全無法適應。

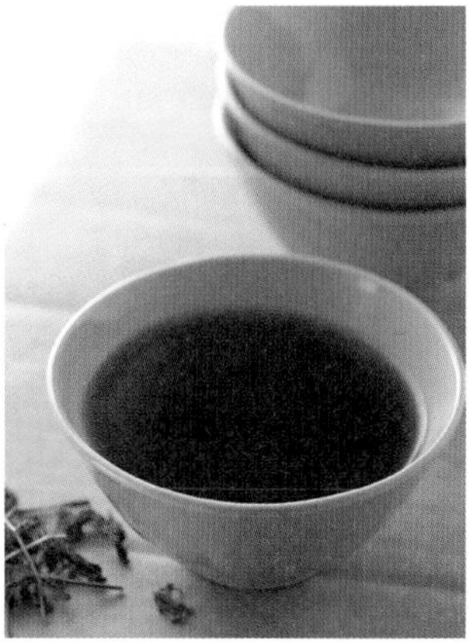

前一陣子，女兒突然跑過來跟我說：「我胸口有點痛，輕輕咳一下胸口就會痛。」接著我察看她吐出來的痰，又黃又綠，光是從這兩個特徵我馬上斷定是肺部發炎了，於是立刻取冬瓜子、魚腥草，再加上瀉肺熱的桑白皮這三味藥材為首，組成「冬瓜子桑白皮茶」讓女兒服用，並吩咐飲食一定要清淡，沒多久症狀就完全消失了。

由此可知，只要治療得早，肺炎其實一點也不可怕，一有不舒服不要拖延，治療幾乎都能很快痊癒。訓練孩子有不舒服的感覺一定要早點說出來，是很重要的一件事，因為細菌多拖一天就繁殖增加好幾倍，治療會更加棘手。除非是嬰幼兒階段不會說話，否則都應該要教導孩子這一點。

冬瓜子是最天然的抗生素，有利尿、消炎功能

呼吸系統最重要的器官就是肺，為了保護它，人體上呼吸道設有三道防線——鼻腔、喉嚨、支氣管。抵抗力強的人，當細菌從鼻進入時，雖然會發生鼻炎症狀，但就能把細菌擋在鼻腔，發炎完細菌也消滅了；抵抗力較弱的時候，細菌從鼻腔進入咽喉，而產生咽喉痛的症狀；抵抗力更弱的話抵擋不住細菌從咽喉入侵支氣管，這時會劇烈咳嗽，但是肺部還不會疼痛，若失去抵抗力，細菌就直搗肺部產生肺炎，出現咳嗽胸痛的現象。

冬瓜的種籽——「冬瓜子」早在古代就被列為治療咳嗽胸痛的必用品，現代醫學也證實

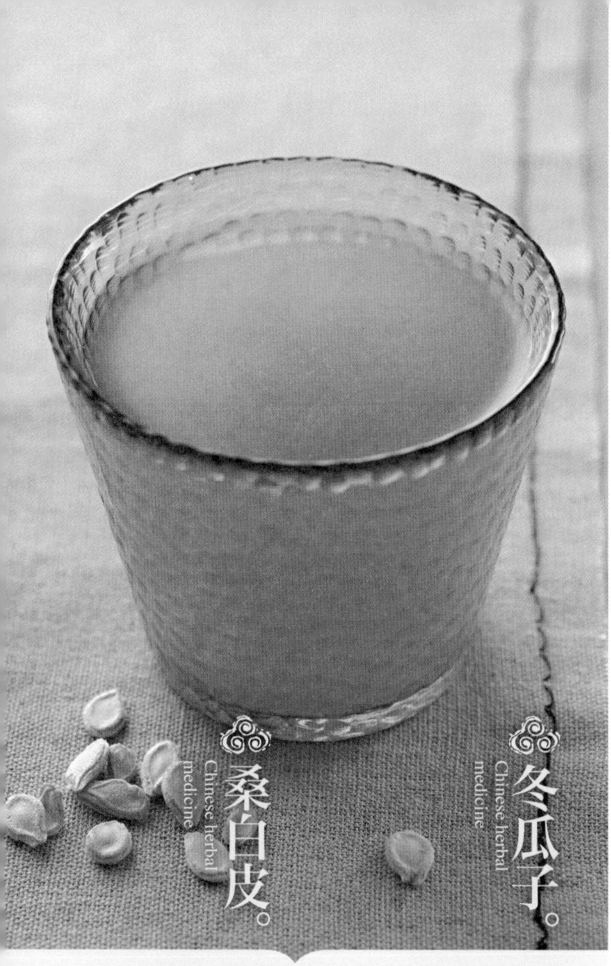

冬瓜子。

別名 白瓜子、瓜子、冬瓜仁。

來源 葫蘆科植物冬瓜的種子。

性味 甘、涼。

功能 潤肺化痰、消癰排膿、利水、補肝明目。可用於治療痰熱咳嗽、肺癰腸癰、水腫、小便不利、小便淋痛、腳氣、婦女帶下白濁、鼻面酒齇、痔瘡。

桑白皮。

別名 桑根白皮、桑皮、白桑皮。

來源 桑科植物桑的根皮。

性味 甘、寒。

功能 瀉肺平喘、止咳唾出血及肺熱口渴、利水消腫。用於肺熱喘咳、小便不利、面目浮腫、水腫、頭脹。

它是抗菌效果非常強的中藥材，它不但是最佳的天然抗生素，也是最天然的消炎藥，而魚腥草專治黃濃痰，有很好的輔助作用。這帖「冬瓜子桑白皮茶」大人小孩都適合喝，冬瓜子和桑白皮本身都沒有味道，魚腥草則有香味，一般小孩也都很能接受，加一點蜂蜜口感更佳。一般感冒咳嗽黃痰就可以服用這帖藥茶，若肺炎更是非用不可。天然的植物代替西藥的抗生素，同時抗菌、消炎、解熱，效果實在不錯。

魚腥草也能消炎降火，亦可當野菜食用

魚腥草可消炎退火，在中藥材中經常被拿來作為消炎降火氣之用途。新鮮的魚腥草的莖葉上，散發出很濃的魚腥味，所以稱之為魚腥草。直接用手觸摸，聞起來腥味很重，但是如果加入水中煮成湯，卻能產生淡淡的香氣，非常好吃。陰乾晒乾之後，腥味完全消失不見，聞起來更香。平時可以把魚腥草當成野菜食用，洗淨川燙之後，沾點醬油一起吃，相當美味。

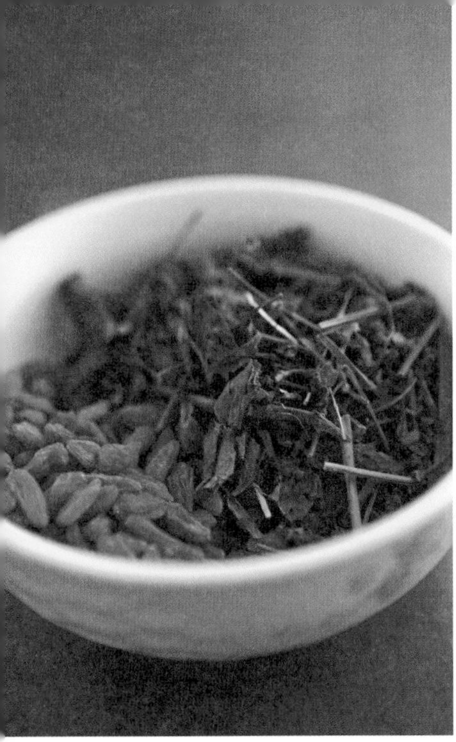

魚腥草也有預防心血管疾病、降血壓的功能，高血壓患者可多吃。因為膽固醇本身也是一種發炎物，它會讓血壓一直升高，這種狀態雖然

身體不會感覺到痛，但也是一種微微的發炎現象，所以可用魚腥草來消炎。

火氣大、壓力大引起胸口悶痛，可以試試「魚腥草茶」，做法很簡單，用各五錢的魚腥草和枸杞，加入1500cc的水煮到1000cc即可飲用。

【冬瓜子桑白皮茶，適合哪些人喝？】

- 感冒初期熱咳，出現咽癢或痛、咳聲猛、痰黃黏稠、口渴、小便黃者。
- 肺炎或支氣管炎患者，出現咳嗽胸痛、痰黏黃綠不易咳出或痰夾血絲、哮喘、小便黃者。

食用禁忌 風寒咳嗽不宜，表現咽喉不痛、頭痛、發燒、畏寒、鼻流清涕、口不渴者。虛性咳嗽不宜，表現咳聲小無力、久咳、容易疲倦、說話無力、不喜講話者。

五代獨門食譜

冬瓜子桑白皮茶。

材料 冬瓜子3錢、桑白皮3錢、魚腥草3錢、金銀花2錢、百合2錢。蜂蜜15cc或豬肺半副（因現在豬肺不易購得，可用蜂蜜取代）。痰中帶血者加藕節2錢。

作法 頭煎4碗水煮八分，次煎3碗水煮七分，兩次煎液混合。

吃法 分早晚兩次，飯後半小時服用。也可以煎多一些藥湯代茶飲。配合多休息、多喝開水，飲食清淡，少吃魚、肉，避免重口味，通常1天症狀減輕，2天痊癒。

利水消炎的二丁黑糖茶 可以改善肺積水

一般西醫對於肺積水都是給予利尿劑來治療，或是不斷抽出肺部的積水，其實這種方法只能治標，因為肺部會不斷生水，只抽水不治本是沒有用的。

心臟病、肺發炎或感冒支氣管發炎，都可能引發肺積水

有位親戚平常心臟不太好，某一次感冒吃西藥幾天之後，感冒症狀似乎是有所改善，但是漸漸發現呼吸困難、呼吸會有胸痛感，咳嗽時胸痛感加重，睡覺時間尤其是半夜嗆咳，坐起來就會好很多，搞到都要坐著睡，很不舒服。趕緊到大醫院做胸腔檢查，結果發現是肺積水，也就是俗稱的「肺水腫」，需要住院觀察與治療。親戚住了幾天，吃利尿劑效果不彰，後來抽積水也無法根除，非常痛苦，趕緊求助爺爺幫忙。爺爺拿出最擅長的台灣青草藥療法，用水丁香和丁豎杇組成的「二丁茶」，煮了一壺請家屬帶去醫院給他當茶喝，隔天症狀就消退很多，再住一天就出院了，主治的醫師覺得莫名其妙怎麼突然好得那麼快？留下滿腹的疑問。

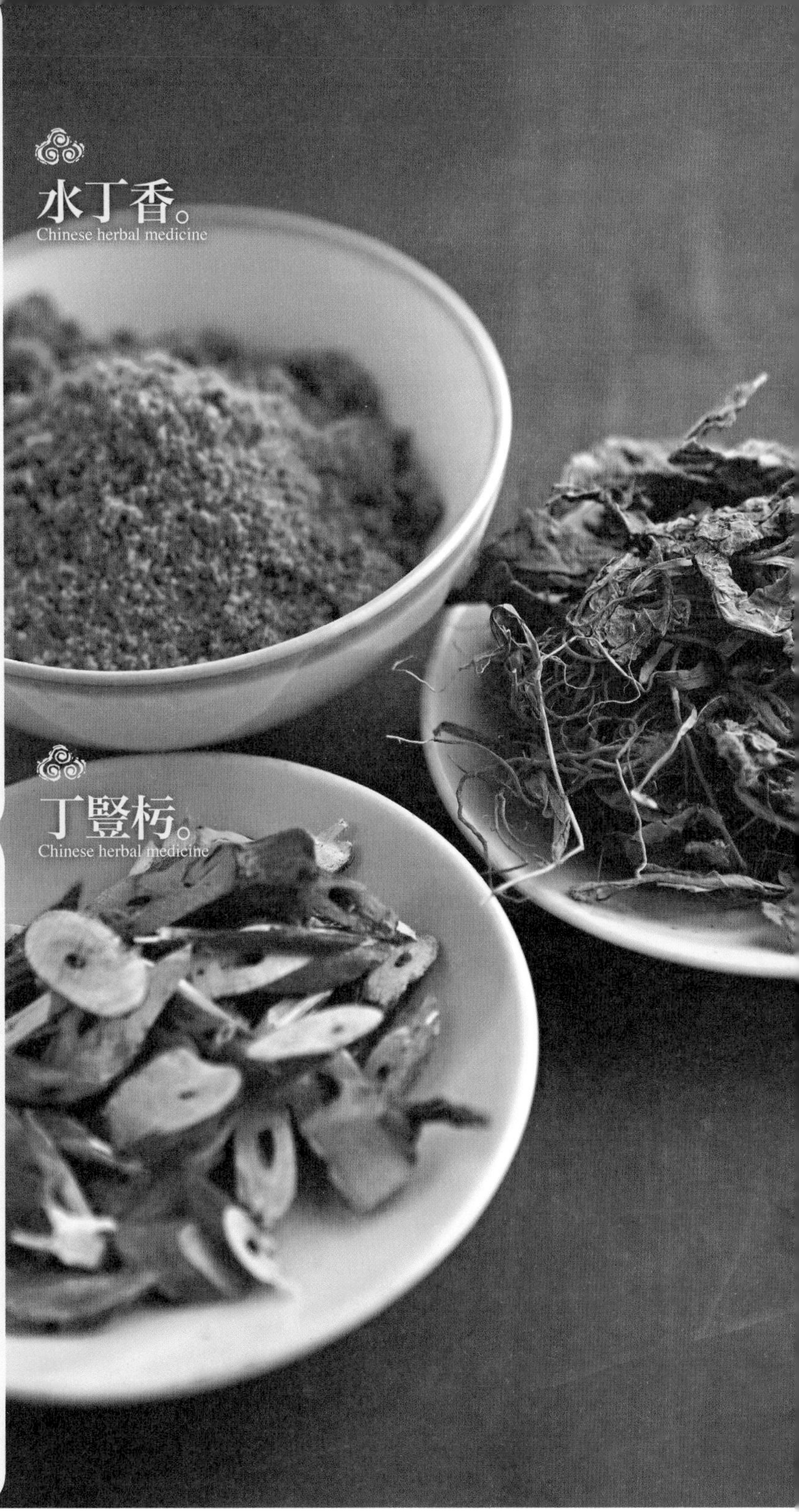

水丁香。

Chinese herbal medicine

別名 水香蕉、水燈草、鎖匙筒、水仙桃、水秧草、水燈香、丁香蓼。

來源 柳葉菜科水丁香屬水丁香。

性味 苦、微辛、涼。

功能 清熱利濕、涼血、利尿、解毒消腫。可用於治療咽喉腫痛、口舌生瘡、皮膚癢、水腫、小便淋痛白濁、婦女帶下、濕熱腹瀉、乳癰、痔瘡、腎臟炎、肝炎黃疸、風火牙痛。

丁豎杇。

Chinese herbal medicine

別名 登豎杇、紅豎杇、地膽頭、毛蓮菜、天芥菜、丁豎夫、地膽草。

來源 菊科毛蓮菜或地膽草的全草。

性味 苦辛，微寒。

功能 清熱瀉火、消腫解毒、祛痰、利尿、消暑、涼血、止痛。可用於治療腎臟炎、肝炎、肺炎、水腫、肺積水、手面浮腫、腳氣、痛風、頭痛、牙痛、腸風下血、一切腫毒。

肺積水並不是一種疾病，而是一些疾病所產生的後果，例如心臟病、肺炎、肺腫瘤、肺硬化、肺結核等肺病，都可能造成肺積水，是指在我們的肺和肋骨之間有液體積存。所以要改善肺積水前，要先找出造成肺積水的「病因」。治標方面西醫會以利尿劑或是利用胸腔穿刺術將肺積水抽出。心臟衰弱者用強心劑來治療，使循環變好以減少水份的積存，或是進行外科手術，但都是大費周章，患者並不好受。

水丁香和丁豎杇，最天然的利水消炎藥

青草藥材中，「丁豎杇」的利水功能非常強，可以從根本改善肺部積水問題，又稱為「理肺散」，民間也常有用來治療各種發炎症狀，如肺炎、咽喉炎、關節炎、肝炎等，運用範圍非常廣。

水丁香則是一種消炎力頗強的中藥材。肺部積水有很多情況是因為肺部發炎，所以要先解決發炎症狀，肺部才不會一直生水出來。

「二丁」指的就是，水丁香和丁豎杇，這兩種藥材加在一起就是天然的利水消炎藥，加黑糖煎煮可以避免利水過多而傷腎，不像西藥利尿劑吃多了也許能解除肺水腫問題，卻造成腎臟負擔過大，換成腎臟出問題。建議大家用天然的植物來治療，身體比較不會產生後遺症。

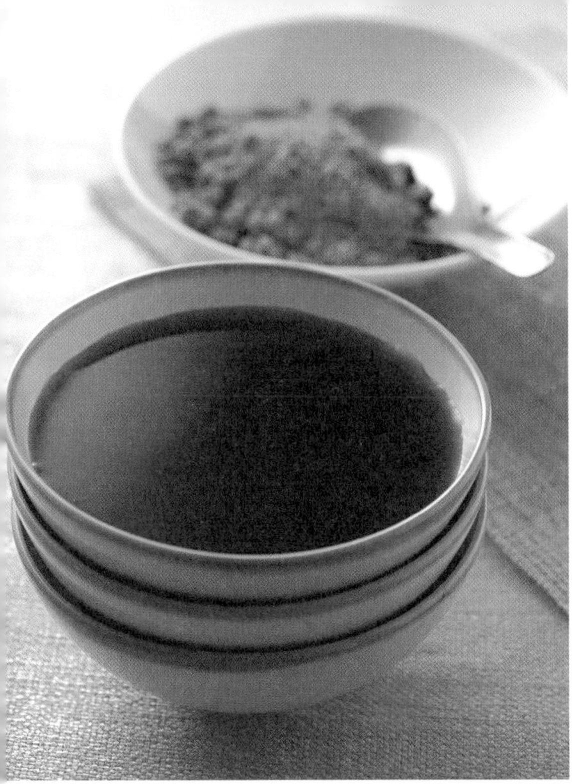

【二丁黑糖茶，適合哪些人喝？】

肺炎引發肺積水者，表現出發燒（39.5度以上）、畏寒、呼吸困難、呼吸淺而急促、深呼吸會有胸痛感、咳嗽時胸痛感加重、睡覺時尤其是半夜嗆咳，坐起來就會好很多。

感冒發燒喉嚨痛、頭痛、痰黃稠、小便黃者。

濕熱體質者，出現非常疲倦、眠差、口乾、口苦、胃容易悶痛、胃口不佳、皮膚濕疹紅癢甚、容易腹痛腹瀉(大便臭)、小便黃或白濁或刺痛灼熱感等部分症狀者。

食用禁忌 此茶藥性偏寒，脾胃虛寒吃冷容易腹瀉者少用。肺虛喘咳者不宜，表現氣虛、懶言、咳聲低弱、稍動即喘者。

五代獨門食譜

二丁黑糖茶。

材料 水丁香5錢、丁豎杇5錢、黑糖2～3錢。

作法 8碗水煮成3碗，趁熱加入黑糖攪拌溶解。

吃法 分成3次1天喝完。連喝3天即可，以後每1～2週保養一次。

具活血功效的黑木耳瘦肉湯
可保養血管健康、改善心肌梗塞、心臟病症

這幾年台灣男性心臟病發生率第一名就是「心肌梗塞」，且年齡層逐年下降，不可不慎。心肌梗塞是冠狀動脈已有硬化或阻塞，生活作息不正常、飲食不節、勞累過度、運動過於激烈等原因所引發的，發作時間非常短暫，常讓人措手不及。心血管疾病還會引發多種慢性併發症，平日應該多以食療保養，血管健康就等於一身的健康。

國中生竟動脈硬化，喝「黑木耳汁」＋活血化瘀中藥，半年改善

有一天，一位媽媽帶她讀國中的兒子來找我父親看診，父親原本以為是看一般最常見的鼻子過敏或腸胃問題，沒想到這位母親竟然說，她兒子年紀輕輕就被診斷出動脈硬化，某天過度疲倦，半夜就發生心肌梗塞，幸好醫院就在附近，否則恐怕小命不保，目前還在服用西藥抗凝血劑，但希望透過中醫徹底根治。

父親詢問他的飲食習慣驚然發現，他幾乎三餐都吃西化的飲食，炸雞、漢堡、火腿、薯條、牛排、牛奶、起司、蛋糕等等，唯一比較傳統的飲食是煎魚、煎蛋、炒飯、香腸，也不

能稱為健康的食物，吃完這些東西整天口渴，所以飯後就是一杯冷飲。

父親聽了搖搖頭，心想這種飲食方式當然會動脈硬化。開了一星期活血化瘀的中藥給他，複診時這位母親表示年輕人常不按時吃藥，丟三忘四的配合度很低，希望能有較吸引年輕人的食療。父親於是建議她把黑木耳用水煮爛，加入非常少量的冰糖，用果汁機打碎，變成飲料的一種，可以常喝，但最好還是盡量按時服用中藥恢復會更快。半年後再度檢查，冠狀動脈暢通許多，心臟病不再發生，身體也變強壯許多，他的母親非常高興。

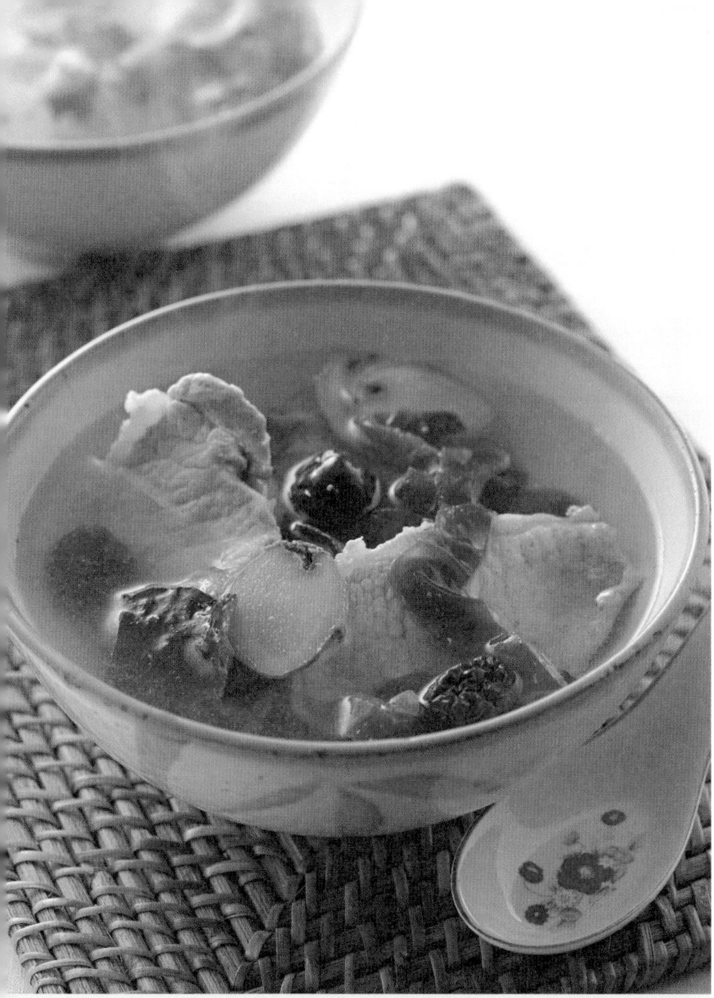

黑木耳。
Black fungus

別名 木耳、光木耳。

來源 擔子菌綱木耳目木耳科木耳。

性味 甘、平。

功能 益氣補腦、潤肺、補血、活血、止血、促進排便、改善血循、增強免疫力、降血脂、降血糖、抗癌，含鐵高可預防缺鐵性貧血，含維生素K可預防血栓形成及動脈粥樣硬化。

黑木耳配上薑片，活血效果倍增

黑木耳有很神奇的活血效果，也可以降膽固醇，具有軟化血管的功能，且富含水溶性纖維，是很溫和的活血食材。黑木耳和龍葵雖然都有活血效果，但龍葵通常是拿來治療的用藥，藥性較強，吃過量人會虛弱；黑木耳則藥性溫和，天天吃也不會出問題。只可惜現代年輕人、小孩子似乎都不太喜歡吃黑木耳，記得小時候，餐桌上幾乎都會出現「黑木耳炒薑絲」這道家常菜，便宜營養又能保護血管。

據我臨床的觀察，來看門診的年輕人，十個有九個血管都不健康，未來都是三高的危險族群，甚至有些人年紀輕輕已經是嚴重三高患者，我通常會建議他們多吃黑木耳。

值得提醒的是，吃黑木耳的時候最好要搭配兩三片薑，因為黑木耳碰上少量的薑，活血效果倍增，像黑木耳瘦肉湯就是一道活血養血湯品，可以除瘀通絡、調理氣血，防止血管阻塞，平日可多吃作為預防心血管疾病，以及血管硬化引起的各種慢性病。

【黑木耳瘦肉湯，適合哪些人喝？】

- 血糖高、膽固醇高者。
- 黑木耳含鐵高，可用於缺鐵性貧血患者。

- 一般民眾皆可食用來預防血管硬化及心血管疾病。
- 可食用來補充鐵、鈣、維生素B2、維生素C。
- 痔瘡患者可多食用來消痔通便。
- 手腳容易麻木者。

食用禁忌 有出血性疾病或女子月經正行不宜。腸胃差容易腹瀉者少食。生鮮木耳含有毒素，不可食用，需陽光曬乾後用。

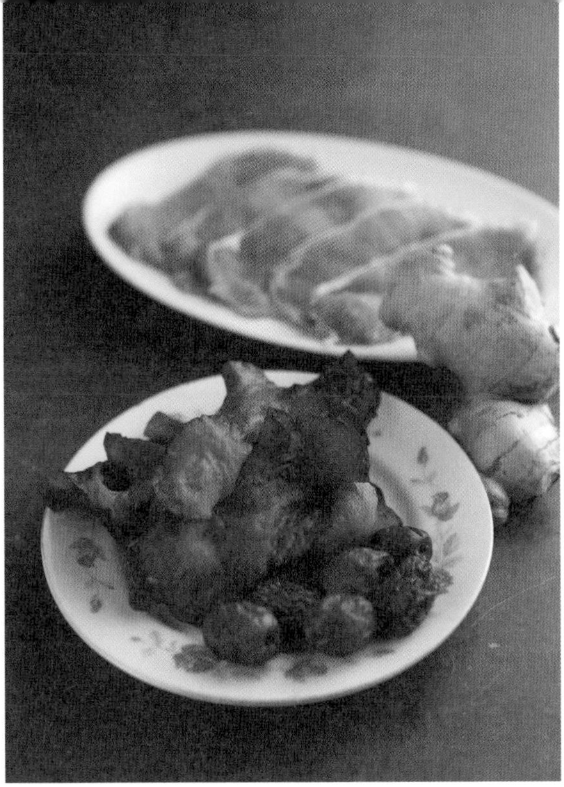

五代獨門食譜

黑木耳瘦肉湯。

材料 黑木耳1兩、紅棗6粒、老薑3片、瘦肉3兩。

作法 將6碗水煮成3碗，三餐飯前喝。

吃法 連續吃一星期之後，改成3～5天吃一次即可。瘦肉可在進餐中吃。

多吃蕎麥山楂粥

可改善心血管問題，中風前兆者更要吃

很多人會輕忽「肩頸僵硬酸痛」現象，總覺得是工作太累、壓力太大，卻不知道這可能是中風的前兆。現代人工作壓力大、常常大魚大肉、缺乏運動，很容易成為心血管疾病的高危險群，可怕的是，心血管疾病的族群有愈來愈年輕化的趨勢。

血壓正常，也會「中風」？要防治「血管硬化」，不一定是「高血壓」。

我們的血管就好像是一條條小河，當河道乾淨，才能將順利進行運送，但是當血液過於濃稠，河流的流動速度變慢，沖不走的雜質，就在河道中累積，久而久之，被阻塞的血液河道便產生了血管硬化或是血栓，肩膀脖子就會出現僵硬酸痛的現象，將來就有可能血管破裂而發生中風的危險。

「中風」是自古代就存在的疾病，古人的觀察，認為它有一部分與「膏粱厚味」的飲食習慣，也就是現在所謂的「三高飲食」——高脂肪、高蛋白、高糖分，在體內結成「痰火瘀

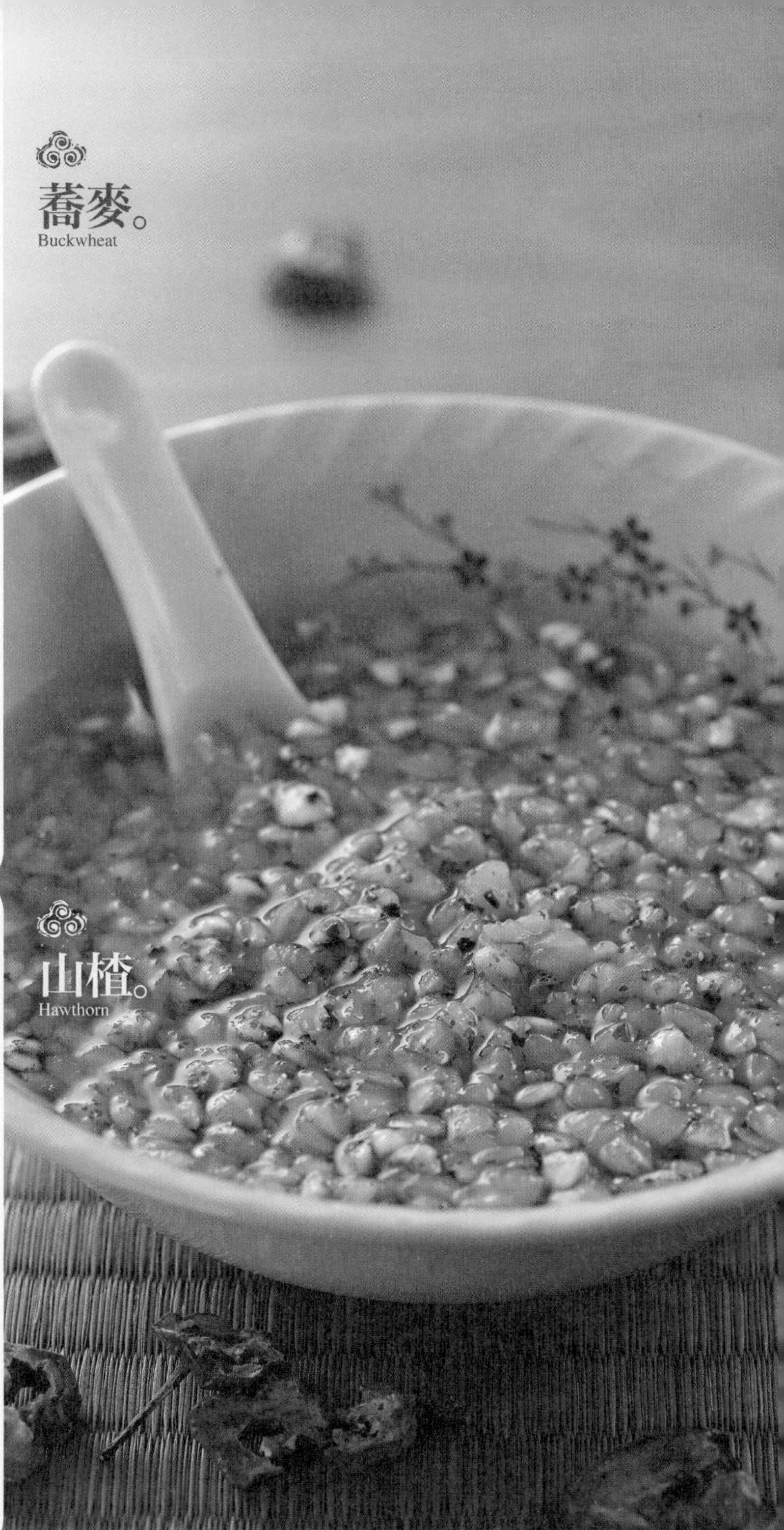

蕎麥。
Buckwheat

別名 烏麥、甜蕎、三角麥、花蕎、甜麥。

來源 蓼科蕎麥屬植物蕎麥。

性味 甘、寒。

功能 營養高可作糧食、具有寬腸胃、助消化、健脾除濕、消積下氣、消炎殺菌、抗氧化、降血脂、降血糖、軟化血管的功效。可用於治療脾濕腹瀉、婦女白帶、小便混濁。蕎麥含有維生素P（生物類黃酮）及菸鹼酸，可降血脂及改善血管脆性。

山楂。
Hawthorn

別名 山裡紅、仙果、紅果、綠梨。

來源 薔薇科山楂屬山裡紅或山楂的乾燥成熟果實。

性味 酸甘微溫。

功能 消食化積（尤其是消肉食積滯）、活血散瘀、行結氣、健胃寬膈。所含的解脂酶能幫助脂肪類食物消化。山楂可促進胃液分泌、擴張血管、增加心臟冠狀動脈血流、強心、降血壓、降膽固醇，並可軟化血管預防動脈硬化。

阻」有關。

古時候沒有任何檢查膽固醇、三酸甘油脂的設備，也沒有量血壓、血管攝影的儀器可以事先預防，所以中風只能消極治療，也就是等到中風發作，再使用「清降痰火」、「活血化瘀」中藥去治療，但只要治療時程稍晚，恐怕就會永遠半身不遂。

現代科學發達先進，只要注意血壓、每年定期抽血檢查，都可以在早期用各種方法預防中風的發生。但是遺憾的是，在現代很多人知道自己有高血壓，也定時服用降血壓藥，但還是照樣發生中風，為什麼會如此呢？原來高血壓只是中風的可能性之一而已，就算你一直保持低血壓或正常血壓，只要「血管硬化」就可能會因血管破裂而中風，所以我們要防治的重點應該是「血管硬化」，而不一定是「高血壓」。無奈這個錯誤的觀念已經存在幾十年，早已變成常識和習慣，短時間內很難改變過來了。

「蕎麥」＋「山楂」是降血脂、活血的完美組合

這時大家或許會問：「要吃什麼，才能預防各種原因造成血管硬化呢？」其實有的，屬於五穀類的「蕎麥」，搭配水果類的「山楂」是完美的組合。蕎麥本身熱量低，有幫助消化的作用，富含植物性的抗氧化劑，防止自由基傷害血管，對於疾病的三高（高血糖、高血脂、高血壓）很有幫助，可有效降低膽固醇，保護血管。而山楂有很好的降血脂、活血的功

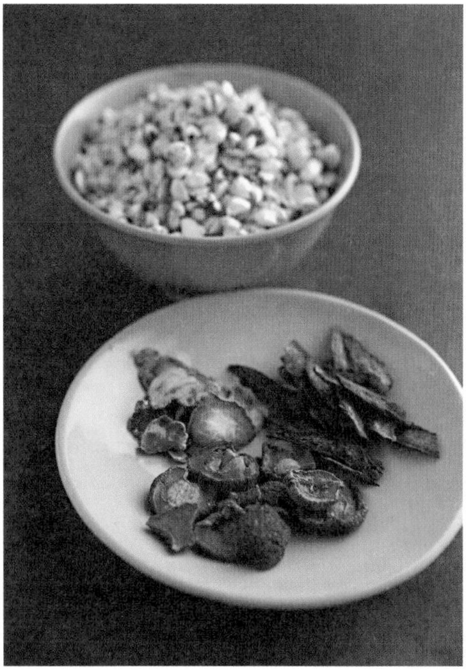

效，效果甚至超過西藥。

這道「蕎麥山楂粥」很適合各種原因產生血管硬化、中風前兆者。如果你有以下症狀，要特別注意了，肩膀僵硬、手指末梢會麻麻的、喝水容易嗆到、講話容易吃螺絲、容易健忘、臉發熱、耳朵發紅、唇麻、後頭痛或偏頭痛，這些症狀符合的項目愈多，愈是血管硬化的高危險群。

有很多患者問我，吃麥片不是也可以降膽固醇嗎？麥片雖然也能幫助降低膽固醇，但是它並沒有活血功能，而且對於已經卡在血管內的膽固醇無效。一個人不管有沒有高血壓或膽固醇，最好要常吃蕎麥山楂粥，以常保血管的健康，預防中風和各種慢性病。山楂可以使用中藥店曬乾的成品，也可以用水果攤醃過的山楂，外觀像縮小版的梨子，可以偶爾當水果吃。

如何避免血管硬化？第一，肉類的選擇以白肉（雞肉、魚肉、豬肉）代替紅肉（牛肉、羊肉）。第二，多吃全穀類，避免吃醃漬類食物及多油、多糖、多鹽的食物。第三，養成運動的習慣，促進血液流動。第四，以烤、蒸、燉的烹調方式來取代油炸物。

註「血脂肪」是膽固醇和三酸甘油脂的總稱。

【蕎麥山楂粥，適合哪些人吃？】

- 平常肉吃多、重口味吃多者，多食用可預防血管硬化。
- 具有三高（高血脂、高血壓、高血糖）患者，出現肩頸容易僵硬、手麻、容易頭痛或兼有喝水容易嗆到、講話容易吃螺絲、容易健忘、臉發熱、耳朵發紅、唇麻等血管硬化前兆者。
- 一般人皆可食用來預防血脂肪上升。

食用禁忌 脾胃虛寒者，表現食慾差、消化不良、飯後腹瀉、容易疲倦、口不渴者，需再加白朮3錢保護脾胃。

五代獨門食譜 蕎麥山楂粥。

材料 丹參2錢、川七1錢、山楂2錢

作法 以上先以3碗水煮成八分，蕎麥5錢煮好粥之後，將藥汁倒入攪拌。

吃法 可以只喝粥湯即有效，蕎麥吃不吃皆可。膽固醇高者每2~3天吃一次，2~3個月後抽血檢查，如果膽固醇已降低，改為常吃蕎麥胚芽米飯、蕎麥白飯、蕎麥麵或是泡蕎麥茶即可，也就是在保溫杯中直接用熱水沖蕎麥，半小時後即可飲用。

Part 3

肝膽腎疾病

腎虛、膽結石、肝功能下降等，
現代人常見的健康問題，
運用「醫食醫療」法則，
不需要昂貴的食材，
以簡單的烹煮方法，搭配中藥材，
即能獲得改善。

婦女、老人都可以喝
白果山藥小肚湯
改善頻尿現象

頻尿不是病，但卻是一種警訊。許多上了年紀的老人和婦女，經常為頻尿所苦，半夜幾乎每個鐘頭起床上一次廁所、出遠門一趟要跑四五趟洗手間，不但睡眠品質會受影響，這也是身體在告訴你：「我出問題了。」

頻尿現象，代表身體腎氣功能出現異常

一般來說，成人每天的飲水量大約是2000cc左右，我們的膀胱容量大約是350cc到400cc，所以一天的排尿次數約五到六次，為正常的次數。不過這僅是參考值，每個人的排尿次數會因為一些因素而改變，例如溫度、喝水量、排汗量等等。不過如果在正常的喝水量下，半夜常常超過兩次要起床小便，或是剛解完小便，卻又覺得沒有尿乾淨，有想要有再尿一次的感覺，這些情形都可算是頻尿。

如果有頻尿的情形產生，代表身體的腎氣功能出現異常，是個警訊，而過於頻尿更是會對日常生活造成不便與影響。

山藥。
Mountain

別名 淮山、淮山藥、懷山藥、長薯、大薯、山藥薯、田薯、薯蕷等。

來源 薯蕷科薯蕷屬山藥塊莖。

性味 甘平。

功能 補脾肺腎、益氣補虛、收澀固精、止瀉、止小便頻，治消渴、久咳、遺精帶下，具有降血糖、抗氧化及增進免疫機能等功效。腰膝酸軟或血虛引起的腸燥便秘、產後乳汁不足。

白果。
Ginkgo nut

別名 銀杏核、公孫樹子、銀杏仁、靈眼、鴨腳子，鴨腳果仁。

來源 銀杏科植物銀杏除去肉質外種皮的種子。

性味 甘、苦、澀。

功能 溫肺益氣、定喘嗽、縮小便、止小便白濁。用於肺虛咳喘、哮喘，腎虛遺尿、頻尿、帶下、白濁、耳鳴頭暈，脾虛腹瀉。白果可抑制結核菌及皮膚真菌生長，有祛痰定喘、抗衰老作用。

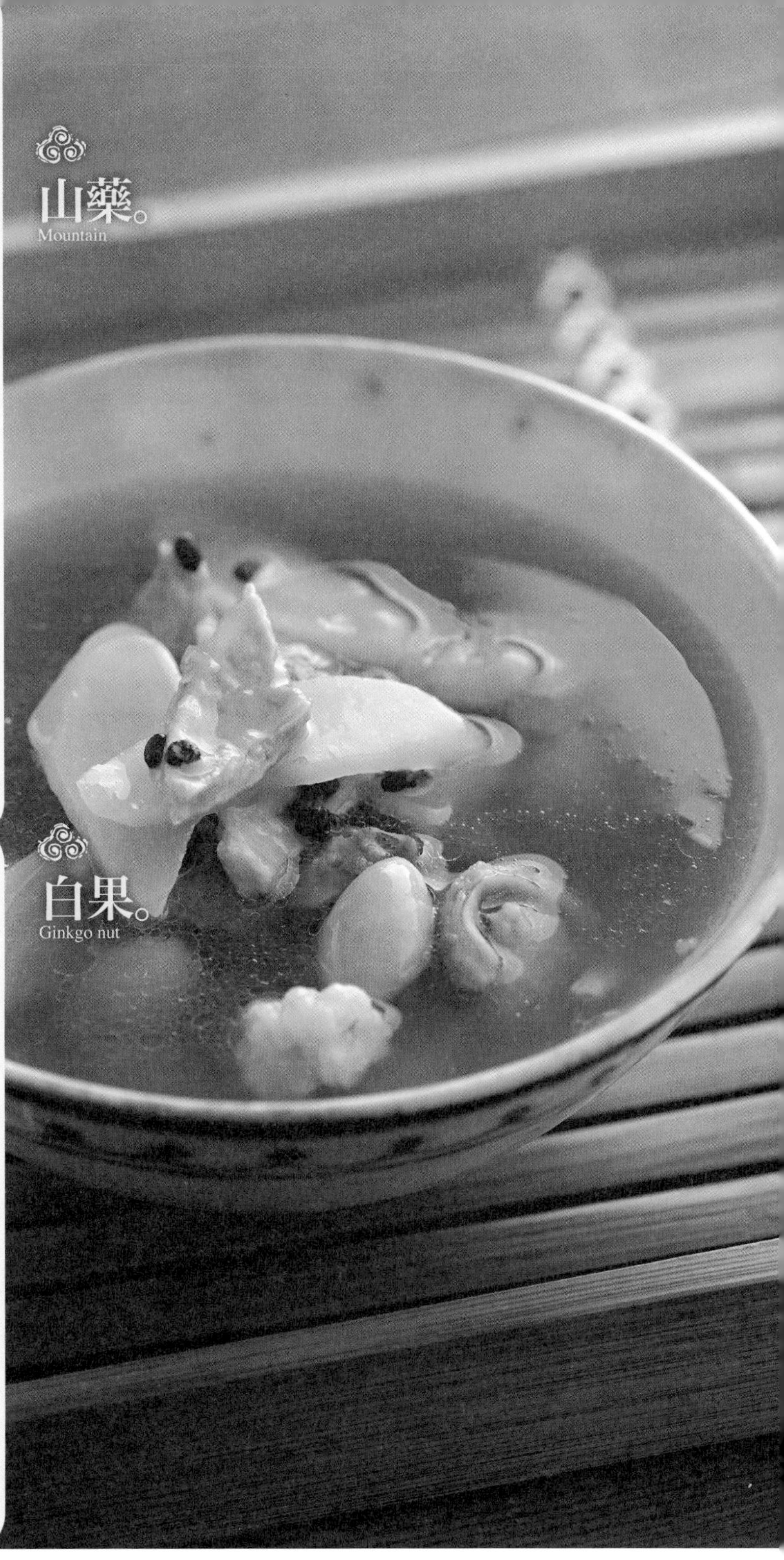

曾有許多婦人和長者跟我說，因為頻尿的問題，讓他們不敢外出，深怕出門隨時會有找不到洗手間的困擾，以致於社交上出現問題，漸漸出現退縮和憂鬱。還有年輕人說他一個晚上要起床五、六次小便，實在不勝其擾，後來乾脆坐在馬桶上睡覺，不僅嚴重影響睡眠，更讓白天工作時無法專心、終日疲倦。

造成頻尿的原因很多，情緒壓力、尿路感染等等。男性的頻尿，有可能是攝護腺肥大、膀胱結石、尿道狹窄等疾病的症狀；女性有可能是因婦科疾病，像是卵巢囊腫、子宮下垂而壓迫到膀胱，或是停經的中年婦女，也會有頻尿的症狀。頻尿剛出現的時候，假設你一天喝水量超過1500～2000cc，可以先減少一些試看看，若還是沒有改善，就要配合門診請醫師幫忙鑑定原因。

「腎虛頻尿」可多吃白果、山藥；尿道發炎頻尿者可吃「番茄炒蛋」

來門診的頻尿婦女和年長者，只要是虛症，我通常會建議喝這道「白果山藥小肚湯」作為輔助食療。

白果是我們家族最喜歡吃的食物之一，它不但可以平喘穩定呼吸，本身還有非常好的「收斂」效果，可減少白帶分泌和頻尿問題，日本人也把白果當成養生食物，料理總是少不了它。

頻尿的人通常都是「腎虛」，山藥對於補脾補腎效果甚好，所以加入山藥一起熬煮，有助增強腎氣的功能。

另外，有些女性是因為「尿道發炎」產生頻尿，這時候可以吃一道非常簡單的家常菜「蕃茄炒蛋」（炒時最好用葡萄籽油），因為蕃茄本身性涼而有消炎功能，炒油能增加有效成分茄紅素的溶出，男性攝護腺發炎而頻尿的患者也可以吃這道菜，不吃蛋的人只要多吃紅番茄或喝番茄汁就有效。平常多攝取蔓越莓、橄欖油和亞麻仁油也可以減少發炎的機會。

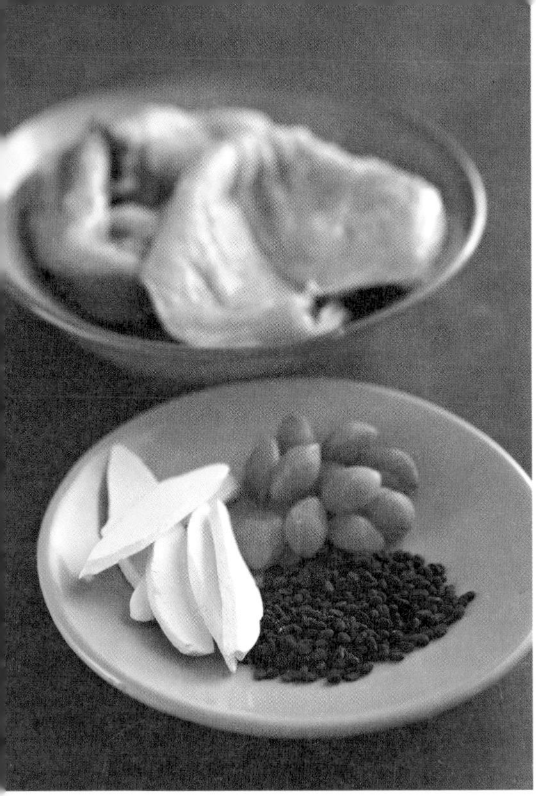

【白果山藥小肚湯，適合哪些人喝？】

- 腎虛頻尿、遺尿者，頻尿或小便不禁，兼表現出腰膝痠軟無力、頭暈、記憶力減退者。
- 睡眠中途易醒，夜尿多次，兼口不渴、喝水容易頻尿、飯後容易排便或容易腹瀉者。
- 女子脾腎虛弱，出現胃口差、吃一點東西就飽脹，或腹瀉或大便無力，或出現白帶多（稀水狀）的現象者。

感冒或久病後或平常肺氣虛弱者，表現出呼吸急速、喘、或咳嗽乾咳（不定時發作或在吹風、勞累、講話時發作）、或容易疲倦、不喜歡講話等。

食用禁忌 白果不可過度食用（一次最多15g），過食白果會出現中毒現象，出現腹痛腹瀉、嘔吐、昏迷、發紺、抽搐，嚴重者會呼吸困難麻痹而死亡。尿道感染引起的頻尿，出現頻尿、小便黃、小便灼熱感、或小便疼痛、口渴者忌服。

五代獨門食譜 白果山藥小肚湯。

材料 白果3錢、山藥1兩、補骨脂3錢、豬膀胱1副、鹽少許

作法

壹 豬小肚洗淨、汆燙。

貳 藥材稍微用清水洗過。

參 全部放入電鍋中，內鍋用10杯水（大約1200cc），外鍋用1杯半的水。

肆 電鍋跳起後悶1小時，外鍋再加1杯半的水，再燉一次。務必燉到爛熟為止。最後加點鹽調味。

吃法 一帖分作2天吃，一週2帖，進餐時服用，飯前先喝一碗湯，再吃飯，吃飯當中慢慢把當次的湯份喝完，材料皆可食用，豬小肚（膀胱）不吃亦可。

家族最常吃百合白果炒蘆筍
具有抗老化、降低疲倦感功能

辨症重點

老化快的人 皮膚皺紋多、彈性差，精神不佳，有疲累感。

老化慢的人 皮膚紅潤光滑、彈性佳，精神抖擻，說話中氣十足。

很多街坊鄰居、老朋友，常常以為我們家族有什麼仙丹妙藥，或是特別優良的基因，為什麼家族裡的人外表年紀，都比實際年齡看起來至少年輕十歲以上？我都會笑笑的跟大家說，我們家吃的其實沒什麼特別的，也不是什麼昂貴的食物，其實養生的食材都是隨手可得，最簡單、天然的就是好東西。

百合、白果、蘆筍，最佳抗老化食材

我們家族的平均年齡是八、九十歲，七十幾歲的看起來像六十幾歲，抗老化最大的幫手就是食物。我們家族平常三餐吃的家常菜都是天然不加工的食材，「百合、白果、蘆筍」，這三樣就是很好的抗老化食材，也是我平日喜歡吃的一道料理。

這道菜很簡單，我常教別人料理，許多人吃了也讚不絕口。有些人自己試做後發現，怎麼有的百合吃起來缺少香氣，且口感較粗，問我是哪裡出了問題？原來有些人看到日本百合，以為日本貨比較好，其實百合還是以台灣本土出產的最好吃，肉質薄嫩且香氣夠。然

而，台灣種百合的人很少，所以要買到純正的台灣百合，只能到大型市場碰碰運氣。

多吃蘆筍可以降低疲倦感，減輕腎臟負擔

蘆筍可以排除身體蛋白質代謝所產生的「氨」（俗稱阿摩尼亞），有抗老、抗癌的效果。體內「氨」過多的時候，身體會容易感到疲倦。有的人吃完蘆筍，發現小便的味道很重、很臭，以為蘆筍會「敗腎」而不敢吃，其實這是因為腎臟正在排除累積過多的氨，身體毒素降低，整個人會變得比較輕鬆。吃蘆筍的好處這麼多，也是我對蘆筍情有獨鍾的原因。值得提醒的是，進口的白蘆筍效果大大不如本地產的綠蘆筍，建議大家不需要捨近求遠，購買本土食材便宜又營養。

【百合白果炒蘆筍，適合哪些人？】

工作勞累、休息不足或熬夜的人。累過頭反而睡不著的人。久病後，虛煩、疲倦、食慾不振、睡不好的人。想抗老化的人。

食用禁忌 蘆筍普林較高，痛風者少用。

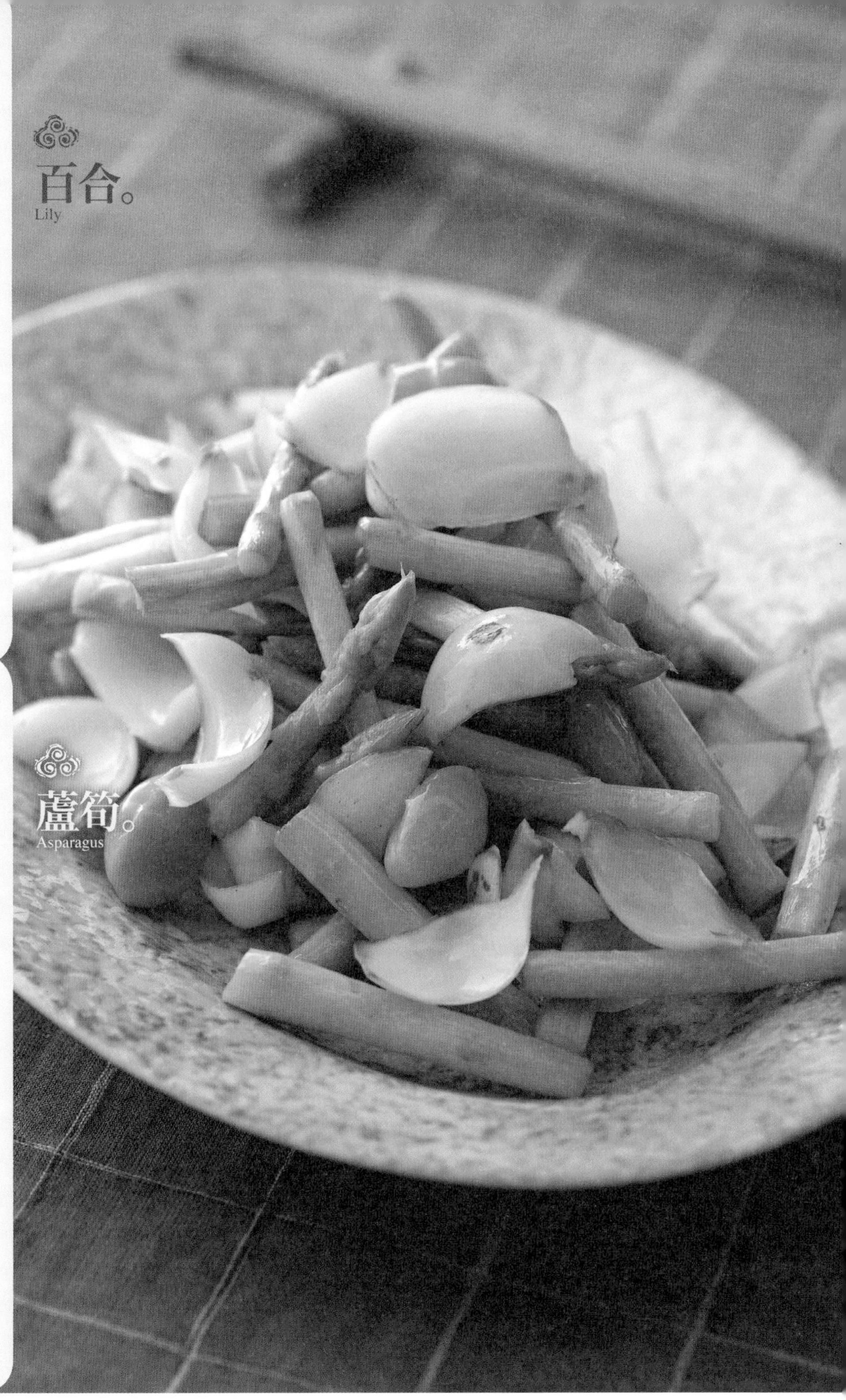

百合。
Lily

別名 白百合、番韭、山丹。

來源 百合科百合屬多年生草本球根植物。

性味 甘微寒。

功能 潤肺止咳、寧心安神。

蘆筍。
Asparagus

別名 石刁柏、龍鬚菜、小百部、筍草、文山竹。

來源 百合科天門冬屬多年生草本植物。

性味 苦甘微溫。

功能 寧心除煩、解毒利尿、消除疲勞、抗氧化。

五代獨門食譜

百合白果炒蘆筍。

材料 生百合50g、蘆筍200g、白果30g、蒜頭2粒、鹽少許。炒時用葡萄籽油或豬油。（以上2人份）

作法

壹 蘆筍洗淨切段，約3㎝最好入口，蒜頭切片。（圖1）

貳 煮一鍋水，蘆筍汆湯後備用。

參 將蒜片用油爆香，再放入蘆筍和百合、白果，拌炒均勻。

肆 放入鹽調味。

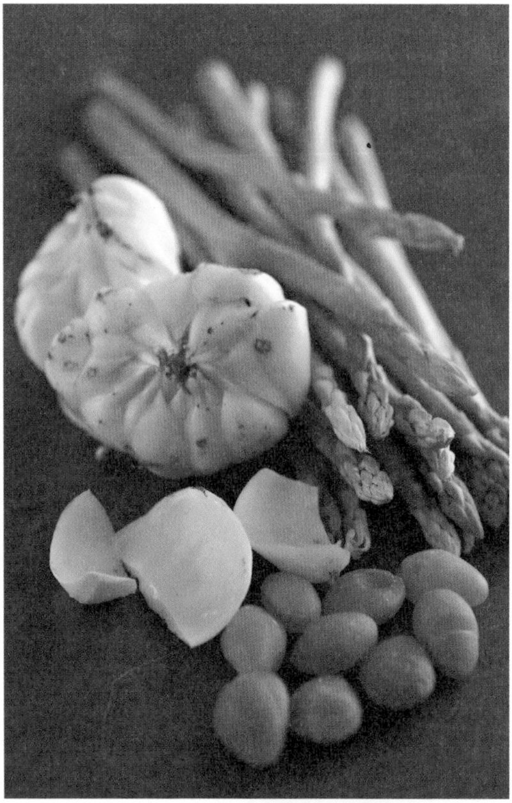

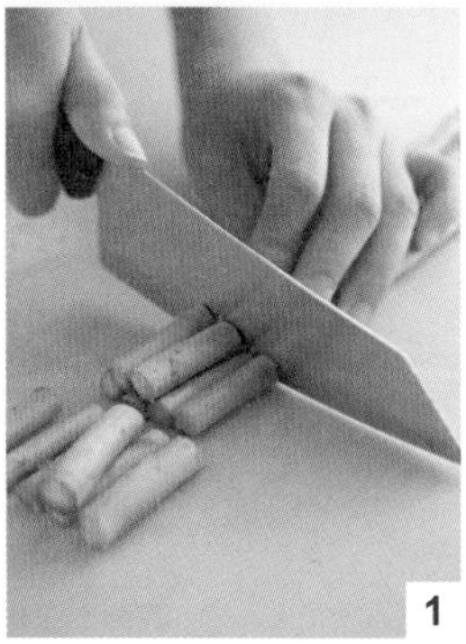

1

茶葉磨成茶葉粉
有助有助膽結石慢慢縮小，排出體外

辨症重點

膽結石疼痛 肚臍右邊，右肋下腹劇痛。

胃痛 肚臍中間偏上疼痛。

我上課時常跟學生說，若是半夜裡聽到救護車急嘯而過，多半都是「腦中風」、「心肌梗塞」、「膽結石疼痛」這三種急救病人。同學們對於腦中風、心肌梗塞病人需要急救並不意外，但「膽結石疼痛」居然會列在其中，令大家百思不解。

膽結石，痛起來要人命

一般人以為肝、膽都是沒有知覺的器官，其實只有肝是沒有感覺的，但膽痛起來的滋味真是會要人命的，有人形容膽囊痛的程度跟生小孩一樣，屬於「一級疼痛」。不過生小孩還可以預知快要生產，膽結石通常是會在睡夢中瞬間被痛醒，那種突然的劇痛，會令人措手不及與感到害怕。

得了膽結石通常自己都不會知道，因為膽結石在膽囊裡滾來滾去，只要不剛好卡在膽囊口，根本不會有任何感覺，但是有的膽結石長得比較尖銳有凸刺，就容易卡住膽囊出口而發生劇痛，而且一旦痛過，就容易再有第二次，痛過幾次後，造成膽囊組織壞死，有人因此選擇把膽囊割掉，實在很可惜。

吃過多蛋白質、脂肪，膽結石高危險群

肝臟會製造出膽汁，再分泌至膽囊貯存，當我們吃東西後，膽囊就會開始收縮，釋放膽汁，幫助消化脂肪。如果沒有膽囊，肝臟依然會繼續分泌膽汁，但是膽汁會隨時漏到小腸，造成脂肪不易吸收，變得容易拉肚子。罹患膽結石造成膽汁釋放不完全的人也會如此。

吃太多蛋白質與脂肪，喜歡吃高溫煎炸魚和肉的人，都是容易得到膽結石的高危險群。患有膽囊結石的人，應避免吃油炸類的魚肉，減少高脂肪的攝取，才能減少膽結石發作的機會，多吃綠色蔬菜，也可以減輕膽囊的負擔。

只是沖泡茶葉沒有效果，要直接吃茶葉粉

將茶葉磨成粉狀，把茶葉粉當作藥粉一樣，每次二匙加

張院長獨門祕方　玉米鬚水，適合腸胃不好的人

腸胃不好的人吃綠茶粉，胃壁容易被咖啡因過度刺激而發炎，影響吸收，所以不建議飲用茶葉粉，請改用玉米鬚，效果雖然比茶葉慢，但是食材較溫和也較持久。

材料 玉米鬚一兩。

作法 用玉米鬚加入1.5公升的水，水煮沸後改成中小火三十分鐘即可飲用，注意需在一天內喝完。

熱開水服用，對於消除膽結石有相當大的幫助。要注意的是，直接沖泡茶葉是沒有效果的，因為熱水沖泡茶葉水，只能釋放出水溶性的營養成分，對膽結石一點幫助都沒有。必須把茶葉磨成粉或食用市售現成綠茶粉，才能消除膽結石。

服用幾週後，膽結石會慢慢的越來越小，縮小到一個程度時，就會從膽囊滾到小腸、大腸，最後跟著糞便排出。建議大家需要每三個月再進行一次超音波的追縱檢查。

【茶葉粉，適合哪些人吃？】

膽結石患者。飲食油膩重口味者。天熱中暑疲倦、煩躁、頭痛者。

食用禁忌 脾胃虛寒者大量食用會腹瀉，腸胃差者請改用玉米鬚。體虛者多食小心失眠。

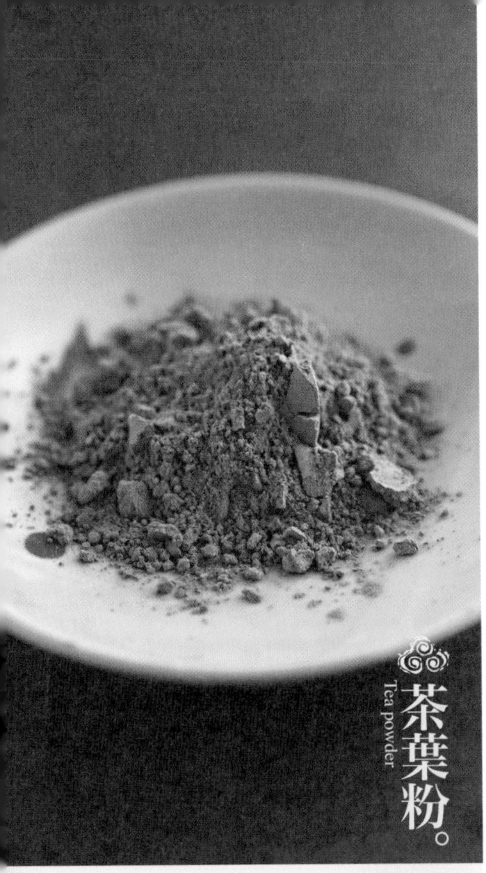

茶葉粉。
Tea powder

來源 山茶科茶樹的葉子。

性味 苦甘微寒。

功能 提神、下氣消食、去痰熱、清心除煩、清頭目、醒酒、消脂，抗氧化、清除自由基、抑制動脈粥樣硬化、阻斷亞硝酸胺等致癌物在體內合成。

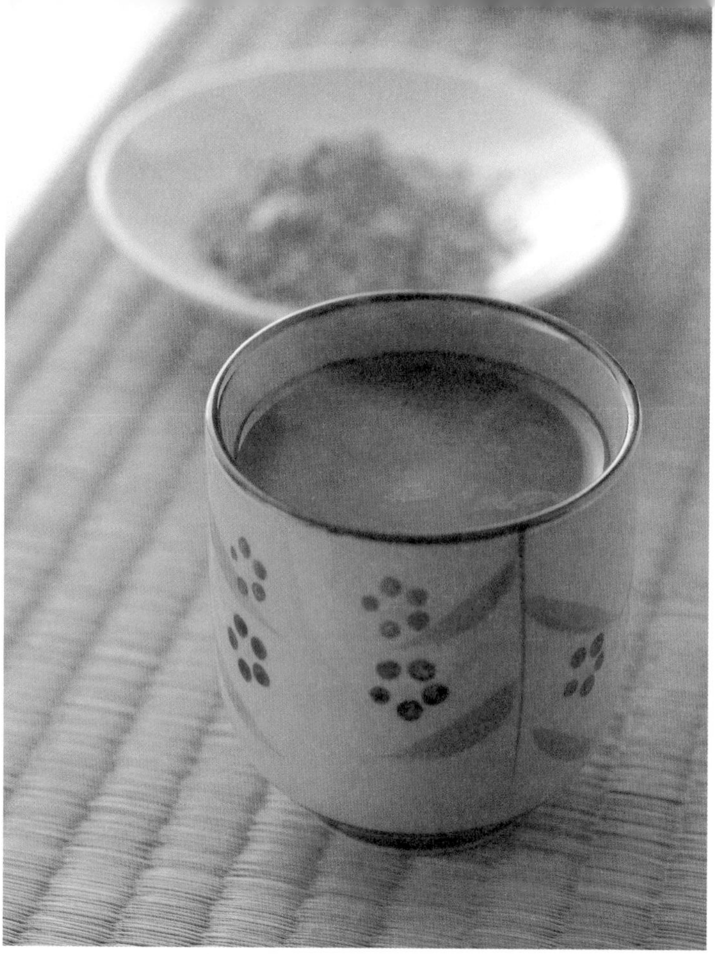

五代獨門食譜

茶葉粉。

材料 茶葉半斤（綠茶效果較好，普洱茶、烏龍茶、紅茶的效果差一點，沒有經過發酵，生茶的效果最好。）

作法

壹 半斤茶葉磨打成很細的粉，並密封防潮。

貳 以兩小匙的茶葉粉加入開水服用即可。也可以150cc的抹茶粉沖泡熱開水服用。

吃法 三餐飯前及睡前共四次。連續食用約一個月。

飲用萬點金蜂蜜茶
改善膽囊發炎微微疼痛

爺爺在高齡九十幾歲逝世於膽囊炎，因為膽囊炎發作起來會有強烈的劇痛感，往往年紀大者會經不起這麼強烈的痛，很容易超出心臟負荷，痛到休克而往生。所以人到中年有膽囊炎徵兆，尤其是飯後右脅肋處會稍微悶脹痛時，平常就要多保養，高脂肪性的食物不要攝取過多，以免加重膽囊負擔。

辨症重點

膽囊炎	右肋下、肚臍側邊會痛，通常是半夜劇痛。
胃炎	肚臍中間會痛，通常是飯後劇痛。

膽囊炎的腹痛，容易誤以為是胃痛，延誤病情。

膽囊炎是因為細菌入侵膽囊造成感染，或是膽囊管急性阻塞所成造的發炎症狀。一般來說女性患者多於男性，而且好發於中年以後。發作時如果沒有及時治療，會造成膽囊膨脹，導致缺血和壞死，甚至造成膽囊穿孔，引發腹膜炎，不可輕忽。而且膽囊炎大多數的患者，都伴有膽結石的問題。

急性膽囊炎如果沒有徹底治療，就會演變成慢性膽囊炎，慢性膽囊炎會反復發作，臨床上最後會用手術切除膽囊的方法，加以根治。慢性膽囊炎會有腹痛、腹脹的症狀，會讓人以為是胃痛，容易延誤病情。

多喝水，有助膽汁稀釋，減少膽汁的積留。

避免膽囊炎發作，首先要改變生活習慣。日常生活中避免攝取過多肉、蛋、牛奶、肥肉等食物，有助於預防膽囊炎。少喝酒或吃刺激性的食物是一定必需做到的事。多喝水，讓膽汁能稀釋，減少膽汁的積留。實行「少量多餐」的飲食原則。少吃含有高脂肪類、膽固醇過高的食物。

「萬點金」、「虎杖」都具有很好的消炎作用，「茵陳蒿」、「梔子」則有很好的利膽效果，合用可以迅速消除膽囊發炎。中藥另還有一帖成方「大柴胡湯」，是專門治療急性膽囊炎的，消炎效果更是非常的好，但是一定要在這裡提醒大家，「大柴胡湯」的藥效非常強烈，只要過量服用就會一直拉肚子，更不能長期服用，所以建議大家使用這帖藥之前，一定要經過醫師指示，不可冒然自己買來吃。安全的方法是平常如果感覺右肋骨旁邊有微微疼痛感，可以泡這道「萬點金蜂蜜茶」來喝，多喝幾次就可以改善慢性膽囊發炎。再次提醒大家，膽囊炎若是急性發作，具有相當的危險性，尤其容易發作在半夜家人熟睡時，往往會延誤治療時機，不可不慎。

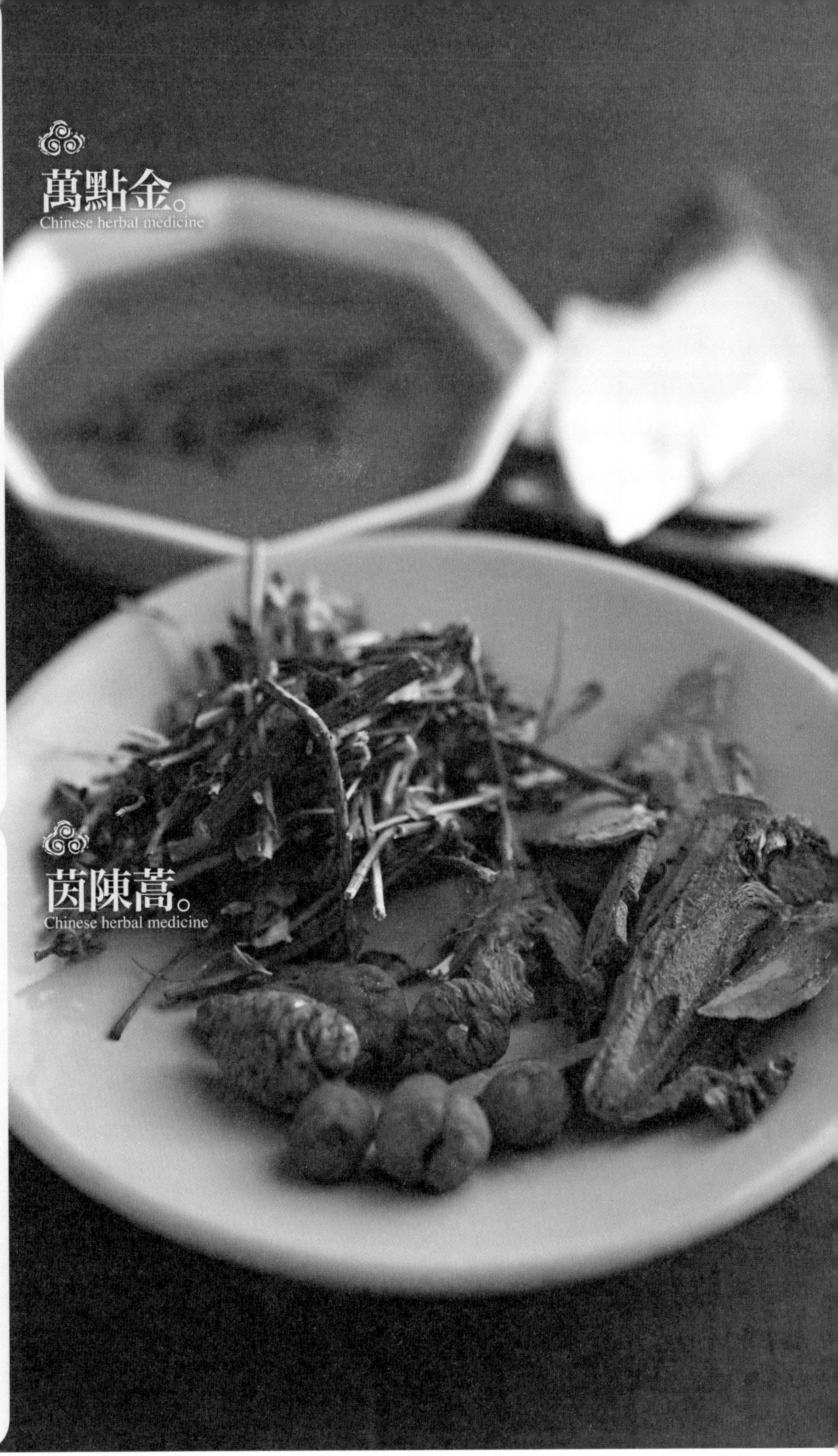

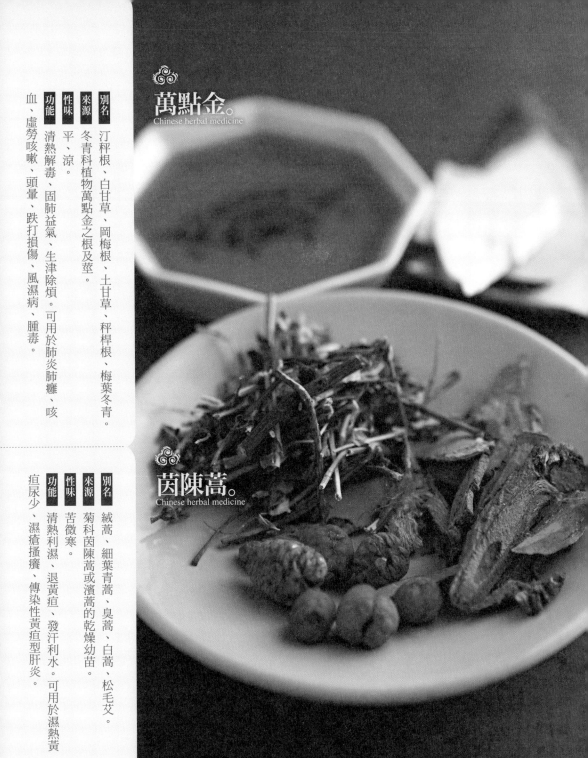

萬點金。

Chinese herbal medicine

別名 汀秤根、白甘草、岡梅根、土甘草、秤桿根、梅葉冬青。

來源 冬青科植物萬點金之根及莖。

性味 平、涼。

功能 清熱解毒、固肺益氣、生津除煩。可用於肺炎肺癰、咳血、虛勞咳嗽、頭暈、跌打損傷、風濕病、腫毒。

茵陳蒿。

Chinese herbal medicine

別名 絨蒿、細葉青蒿、臭蒿、白蒿、松毛艾。

來源 菊科茵陳蒿或濱蒿的乾燥幼苗。

性味 苦微寒。

功能 清熱利濕、退黃疸、發汗利水。可用於濕熱黃疸尿少、濕瘡搔癢、傳染性黃疸型肝炎。

【萬點金蜂蜜茶，適合哪些人喝？】

- 膽囊炎患者，表現右上腹（右肋下）、肚臍側邊疼痛，進食過於油膩容易胃悶脹伴隨右上腹疼痛，另有口渴、煩躁、火氣大、小便黃等症狀。
- 皮膚濕疹或紅疹搔癢甚，屬濕熱體質者，兼有口渴或口苦、小便黃、大便秘或硬或黏、胃口差或腸胃容易悶脹不舒、容易疲倦者。
- 應酬重口味吃多或酒喝多，急性肝炎發作時，出現疲倦嚴重、眠差、口渴口苦、小便黃等症者。

食用禁忌 藥性偏寒，無上述症狀者不宜服用。若喝一次就嚴重腹瀉，表示體質不適合，應停用。

五代獨門食譜

萬點金蜂蜜茶。

材料 萬點金3錢、茵陳蒿2錢、梔子2錢、虎杖2錢、蜂蜜。

作法

壹 將中藥材簡單清洗過後，用冷水泡半小時。

貳 將藥材撈起瀝乾，放入保溫杯中，加入600cc熱開水，靜置1小時。

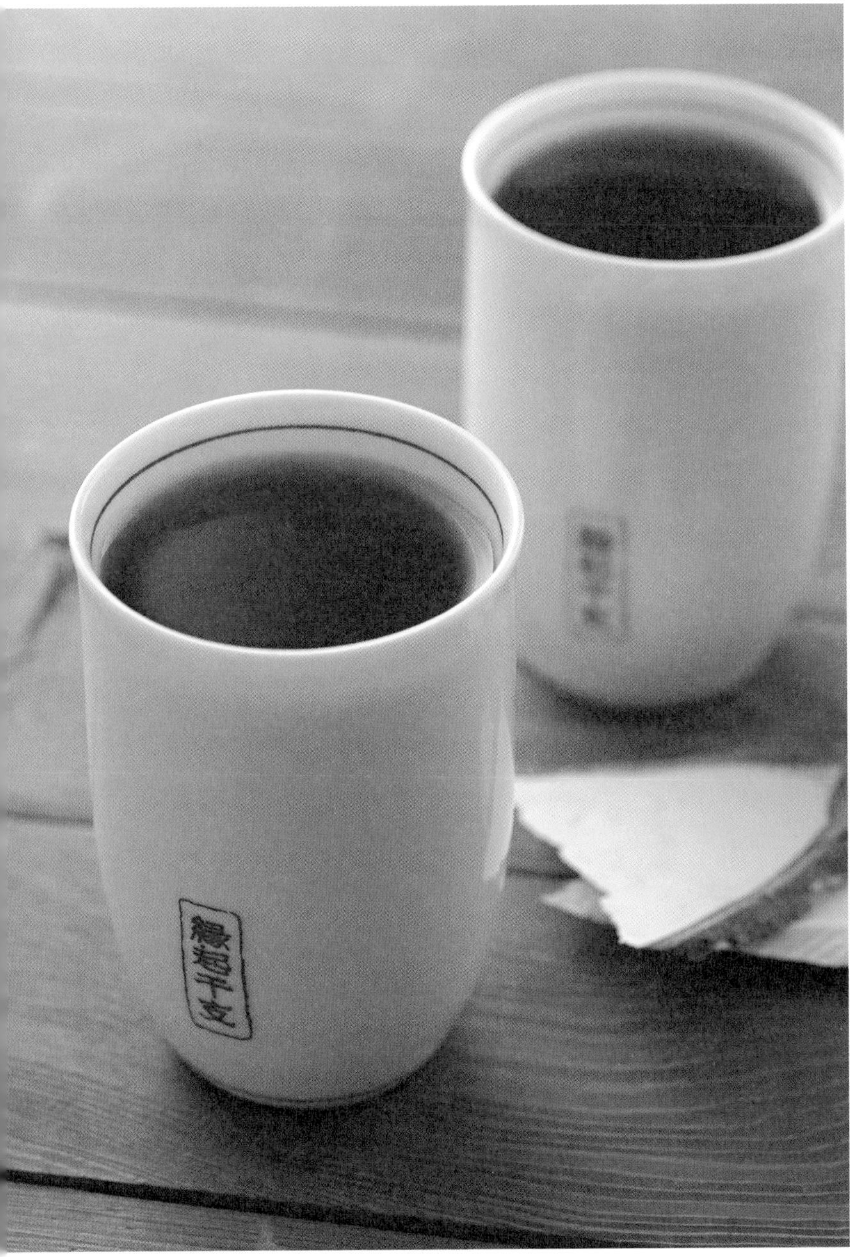

參 藥汁過濾出之後再加入適量的蜂蜜水即可。

吃法 藥汁分成3份，三餐後半小時喝。通常連續喝2天就可以消除膽囊炎，以後若有發作再喝。藥汁要另外倒在小碗中，嘴唇不要碰觸保溫瓶，以免藥汁很快壞掉。平常若容易右脇肋膽囊處微微疼痛，可倒100～150cc飲用。

常常飲用檳榔車前飲改善實症青光眼

辨症重點

實症 病發激烈、眼睛劇痛、頭痛甚至嘔吐。

虛症 不知不覺、用眼過度、起伏很大。

某天，一位中年患者進來診間求診，我發現他走路有點不穩，乍看原本以為是眩暈症作怪，患者坐下來才說，他的視力已經很模糊，幾乎看不到眼前的事物，我這就知道應該是罹患青光眼。

眼壓一直降不下來，祖傳眼科藥方可改善

這位患者說，他眼壓很高一直降不下來，眼科所開立的眼藥水剛開始有效，現在幾乎已經無效了，而且視力越來越糟糕，想尋求中醫的協助。我使用祖傳眼科藥方加以改良而成的「護眼降壓湯」，給他做長期調養。看診完後他問我：「有沒有相關的食療可輔助呢？」沒錯，這帖「檳榔車前飲」藥茶，常常飲用是可以幫助眼壓穩定的。

這位患者經過幾次的治療，基本上眼壓已經獲得很好的控制，總算是保住視力了。很多人以為中醫沒有辦法治療眼科疾病，實在是錯誤的觀念。

青光眼在中醫眼科古籍記載屬於「青風內障」症，原因是「七情過傷，臟腑精氣不上注

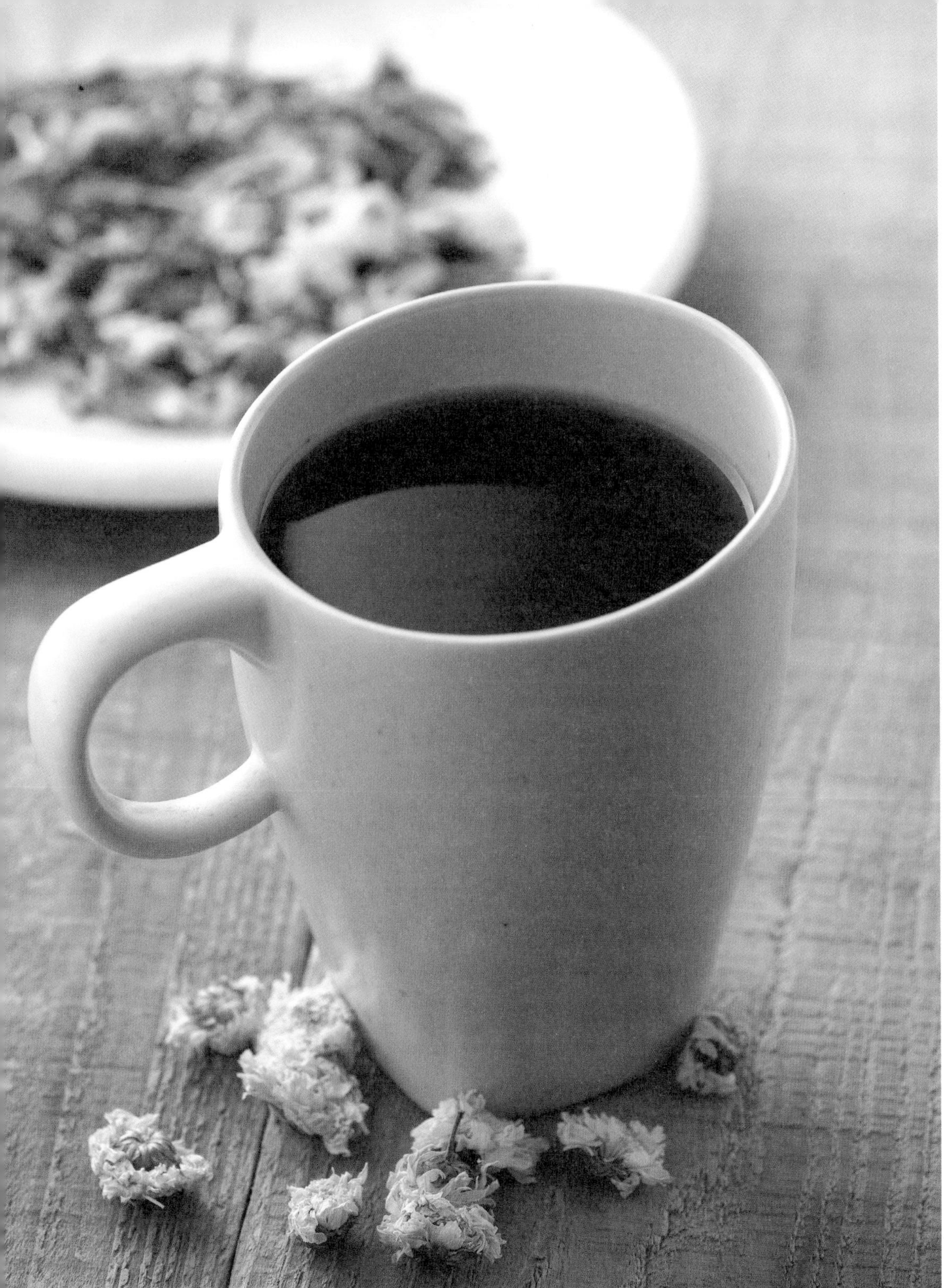

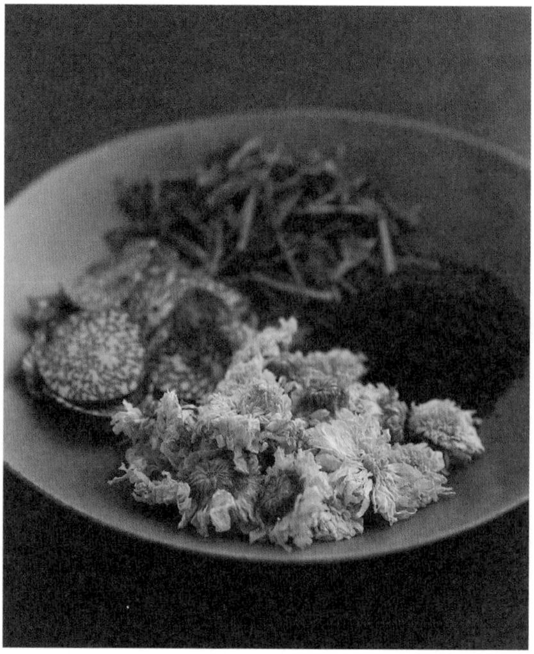

於目，久失光明也」，「七情過傷」簡單說就是生活飲食不正常、勞累過度，忽視身體也需要保養和休息，久而久之就出現大問題。

這幾年我的病患當中，青光眼的患者越來越多，專家估計全台灣大約有二十五萬人是青光眼失明的隱性族群，不可不慎，而且年齡層一直在下降中，我有一位二十幾歲的年輕病患罹患青光眼，左眼已經失明才來就診，還不敢讓家人知道失明的事情，就診的目的是保住另外一隻眼睛，因為視力也開始逐漸惡化。

中藥和食療，有效延緩視力的退化

中醫臨床上對於青光眼也有虛症、實症之別。「虛症青光眼」通常來的不知不覺，在治療上也困難許多。因為虛症大約是用眼過度、休息不足所引起，眼壓控制上起伏很大。其實也很好理解，休息不夠、營養不夠就「起」；反之好好睡眠休息、補充足夠營養就「伏」。

所以我常說，中藥和食療能夠延緩視力的退化，但很多虛症青光眼要真正痊癒，恐怕得

註 虛症青光眼食療可以參考「雞肝人參湯」一文。

「提早退休」才行，因為這些人都是用腦過度、用眼過度、勞累過度、睡眠不足、三餐營養不良的勤奮上班族和事業家。「視力」和「事業」有時是不能兩全的，勤奮的人最終會選擇「事業」，直到失去視力後兩者皆無。

檳榔。
Betel nut

別名 檳榔子、大腹子、賓門、白檳榔、大腹檳榔、青仔、檳榔玉。

來源 為棕櫚科植物檳榔的種子。

性味 苦、辛、溫。

功能 驅蟲截瘧(治療瘧疾)、消積化滯、下氣行水。用於食積不化、脘腹脹滿疼痛、腳氣水腫。

車前子。
Chinese herbal medicine

別名 車前實、車前仁、蝦蟆衣子、豬耳朵穗子、牛舌菜。

來源 車前科植物車前或平車前的乾燥成熟種子。

性味 甘微寒。

功能 清熱利濕、通淋、祛痰、明目、止瀉。用於小便不通、水腫脹滿、小便淋濁、暑濕腹瀉、目赤腫痛、痰熱咳嗽、除濕痹。

菊花。
Chrysanthemum

別名 金英、黃華、秋菊、延壽客、金蕊、金精。

來源 多年生菊科草本植物。

性味 甘、苦、微寒。

功能 疏散風熱、清熱解毒、平肝明目。用於風熱型感冒、頭痛、目赤腫痛、頭暈、兩眼昏花。

夏枯草。
Chinese herbal medicine

別名 麥穗夏枯草、鐵色草、棒柱頭花、大頭花、白花草。

來源 唇形科夏枯草的乾燥果穗。

性味 苦、辛、寒。

功能 清肝明目、散結消腫、利尿降壓、殺菌。可用於治療淋巴結核、瘻瘤、乳癰、目赤腫痛、頭痛、高血壓。

青光眼發作眼睛劇痛，「檳榔車前飲」藥茶可立即見效

「實症青光眼」發病很激烈，會眼睛劇痛、頭痛甚至嘔吐，但是治療反而就簡單多了，祖傳的「檳榔車前飲」藥茶可以很快見效。

這裡所用的檳榔不是一般檳榔攤所賣的檳榔果實，而是檳榔的種子，中藥店都有賣，另外還用到車前子可以利尿、降眼壓，眼睛屬「肝」，夏枯草、菊花清降肝火所以也能減輕眼睛壓力。本藥茶瀉火屬於涼性，若是瀉火容易感覺體虛者可以加上枸杞3錢固護元氣。

【檳榔車前飲，適合哪些人喝？】

- 眼壓過高，容易眼睛疲倦酸澀、眼球脹感或脹痛、有看到光暈、或視野縮小、視力模糊、或出現頭痛目脹、噁心嘔吐等現象屬實證者（兼有火氣大、目赤腫痛、口渴煩躁、易怒、腸胃脹滿、口臭、便秘或大便硬或不暢、小便黃）。
- 夏日中暑，食慾不振、腸胃悶脹、火氣大、小便黃者。
- 工作久坐不動、打電腦過久、吃東西過快，出現眼睛酸澀、口乾舌燥、飯後容易胃悶脹，或容易咽卡有痰者。

食用禁忌

過度勞累、脾胃虛寒、飲冷容易腹瀉者忌服。虛證青光眼勿服。請改用下一個食療「雞肝人參湯」。

五代獨門食譜

檳榔車前飲。

材料

檳榔2錢、車前子5錢、夏枯草2錢、菊花2錢。（以上為一天份）

作法

壹 將中藥材簡單清洗過後，用冷水泡半小時。

貳 將藥材撈起瀝去水份，放入保溫杯中，加入600cc熱開水，靜置1小時左右，過濾藥汁隨時飲用。或用800cc水煮成500cc也可以。

吃法

當開水慢慢喝。

2~3天一次，眼壓降即可停用。不可久服。

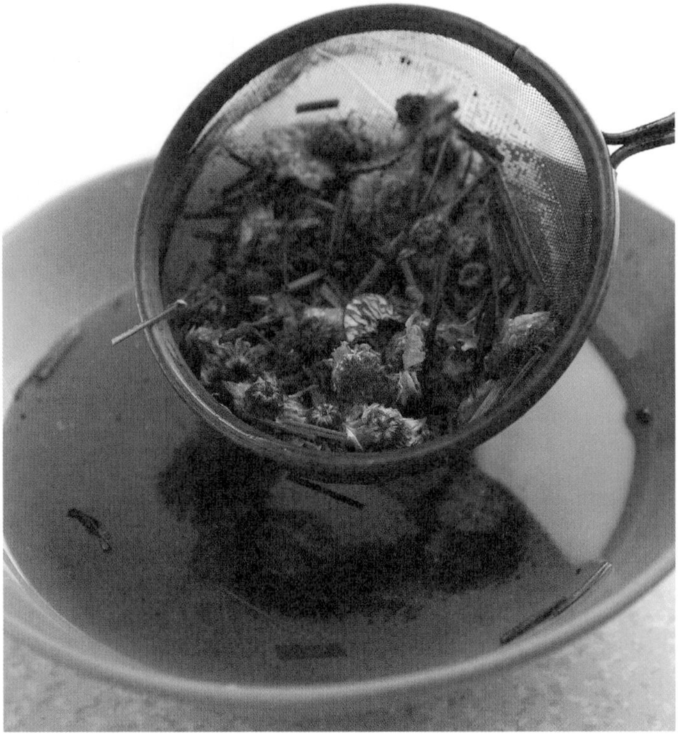

◀ 先用冷水泡半小時，再將藥材撈起來。

服用雞肝人蔘湯‧‧‧‧

改善有貧血症狀的眼睛乾澀

辨症重點

氣虛乾澀 兩眼乾澀，疲倦，一定有「貧血」症狀。

發炎乾澀 先是單眼乾澀疼痛，揉眼造成另一隻眼的感染。

現代人天天長時間盯著電腦螢幕或電視，身體的氣不會動，又很消耗元氣，容易引起眼睛易乾澀、視力模糊等症狀，眼睛乾澀感覺上不是大病痛，但是長期下來，就會引發眼疾，不可輕忽。

身體氣血虛弱，也會引起眼睛乾澀

長期眼睛乾澀大多是因為氣血虛弱所引起，人體的氣是從「腎」這個元氣的大本營，透過脾胃的「中氣」，由肝膽氣往上送到我們的眼睛，所以長時間用眼過度，會造成身體的「精、氣、神」衰退，影響到眼睛乾澀、視力模糊。

一般人會以為只有運動會花體力，其實長時間看電腦，光用眼力也很消耗體能。而且運動雖然會消耗體力，但是因為能幫助全身循環，所以運動完精神會變好，但是一直看書或看電腦，身體的氣不會動，卻又耗元氣，反而更傷身體。

眼睛是黏膜的一種，多攝取「雞肝」、「枸杞」有明目效果

家傳有一帖「雞肝人參湯」，對於這種長期眼睛肝澀疲勞很有保養的效果。現代醫學證實「雞肝」含有豐富的維他命A，可以保護皮膚及眼睛，人體所有的上皮細胞都需要維他命A來維持，上皮細胞主要就在黏膜，而眼睛有許多黏膜組織，所以吃些雞肝，會有明目的效果。「枸杞」對於眼睛很有幫助，因為它含有β胡蘿蔔素、葉黃素，β蘿蔔素進入身體就會轉換成維生素A，葉黃素則可以預防眼睛黃斑退化，雞肝還含有鐵質可以補血，枸杞補腎精，再加上人參補氣，三者合用就能夠精氣神三者共同受益，真是面面俱到。難怪祖傳枸杞和雞肝、人參並用不但能改善眼睛乾澀，就連精神體力也可以獲得改善。

此外，用眼過度罹患青光眼的比例也很高，青光眼在中醫學理上是實症居多，但是在我的門診個案中幾乎都是虛症，這帖「雞肝人蔘湯」對有氣血不足、貧血症狀引起的青光眼患者很有效，可以試試看。

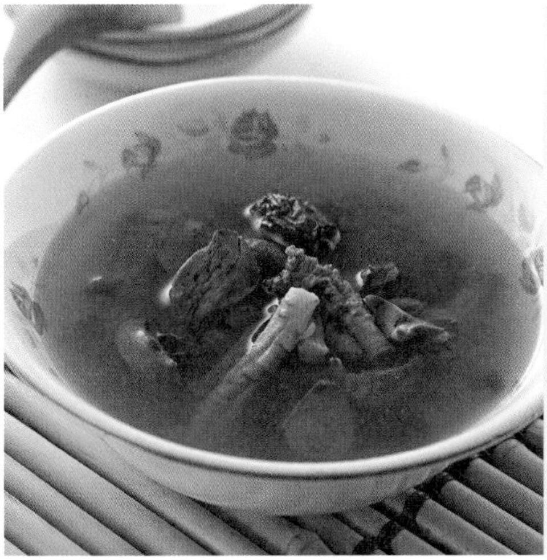

人蔘。Ginseng

別名 山參、土精、神草、黃參、地精、圓參。

來源 五加科植物人參的根。

性味 甘微苦溫。

功能 大補元氣、溫補脾肺、固脫、安神、生津。可用於虛損、倦怠、虛咳喘促、自汗、驚悸、一切氣血不足之證。

「眼睛發炎」引起的乾澀，可按症狀調配蒲公英、菊花、金銀花比例飲用

另外若是因為「眼睛發炎」引起的乾澀，通常都以單眼先出現症狀，一般以疼痛或癢為主，這一點和虛症的不痛不癢有很大差別。有些人先是單眼發炎，揉眼造成另一隻眼的感染，這時可以用蒲公英黑糖茶或是用菊花、金銀花、蒲公英加入冰糖，泡成茶飲飲用，有清熱消炎明目的效果。

這帖茶的比例配方可以視自己的症狀來調配，眼睛乾澀發癢不痛，可以喝「菊花冰糖茶」；如果以癢為主，常常想要用手揉，就加入金銀花；如果又癢又痛，甚至紅眼、眼屎多，就要加入蒲公英。

【雞肝人參湯，適合哪些人喝？】

長時間使用電腦、用眼過度，出現眼睛酸澀疲倦、視力模糊等症者。用腦過度、休息不足，出現視力模糊、頭昏脹、記憶力減退或注意力不集中者。貧血，出現頭昏眼花、頭暈、臉色蒼白、體力差、容易疲倦者。

食用禁忌 雞肝人參湯較為溫補，體內有熱者，出現口渴、火氣大、便秘或皮膚發炎紅腫者少服。

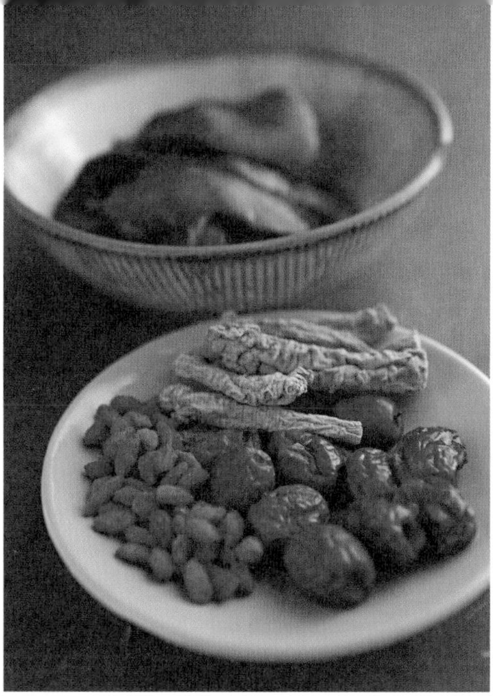

五代獨門食譜

雞肝人蔘湯。

材料 枸杞3錢、紅棗10粒，人參2錢、雞肝1副。

作法 將所有藥材和雞肝加入500cc的水，外鍋放入一碗水來燉煮，即可食用。

TIPS

若吃人參會燥熱者，可改用人參鬚或黨參代替。粉光參也可以。

張院長獨門祕方　3個重點！眼睛保健有訣竅

❶看書、看電腦、看電視，常時間使用眼力，每五十分鐘就要進行休息，可以稍後起身走動、伸懶腰、做擴胸運動，讓緊繃的肌肉可以得到放鬆，幫助氣血上傳到頭部，達到明目的效果。

❷眼睛感到酸澀時，可以用力將眼睛緊閉後再張開，反覆張合幾次，讓眼睛的血液回流，促進循環。

❸平日眼屎過多，可以用鹽水沖洗眼睛。以150cc的水加入1g的鹽巴，像洗臉一樣，手捧清水清洗眼睛，並輕揉搓洗。眼屎愈硬表示火氣愈大，如果眼屎為軟軟白白的，即為虛症，平日可多吃紅蘿蔔、芒果、南瓜、木瓜等橘色、富含β胡蘿蔔素的蔬果，β胡蘿蔔素還可抗氧化，是自然醫學中衡量身體對抗癌症及老化的指標。

多喝玫瑰金棗茶可以穩定情緒，改善躁鬱症

隨著時代越來越進步，你是否經常發現身邊情緒失控、容易心生不滿、睡不安穩而心煩氣躁的人愈來愈多？現代人因為工作、家庭、生活壓力大，容易對小事產生不滿，長期的情緒無法得到抒發，就容易得躁鬱症，中醫稱之為「肝鬱症」，就是「肝鬱氣滯」所引發的症候群，這個「肝」不是西醫講的肝臟，中醫把氣的通暢和調合也歸為「肝經」所管轄，所以認為情緒會影響「肝氣」的運行。

習慣悶不吭聲的人，小心肝氣「氣滯」

照理說時代越進步，物質生活過得越來越好，每個人應該活得越心平氣和才對，但其實不然，人心對於物質欲望是無法滿足的，好還要更好，永不停止的追求，反而更容易不快樂。而且現代人對他人的信任度遠不如古早的年代，或許因為曾經被欺騙、被拋棄、被陷害過，內心多是封閉不開朗的，不敢對別人說真心話，不敢或不願對別人付出愛心，所以「內傷」的人比過去多。這樣的心態久而久之，就會造成「氣滯」，這樣人體的氣就會不暢通，

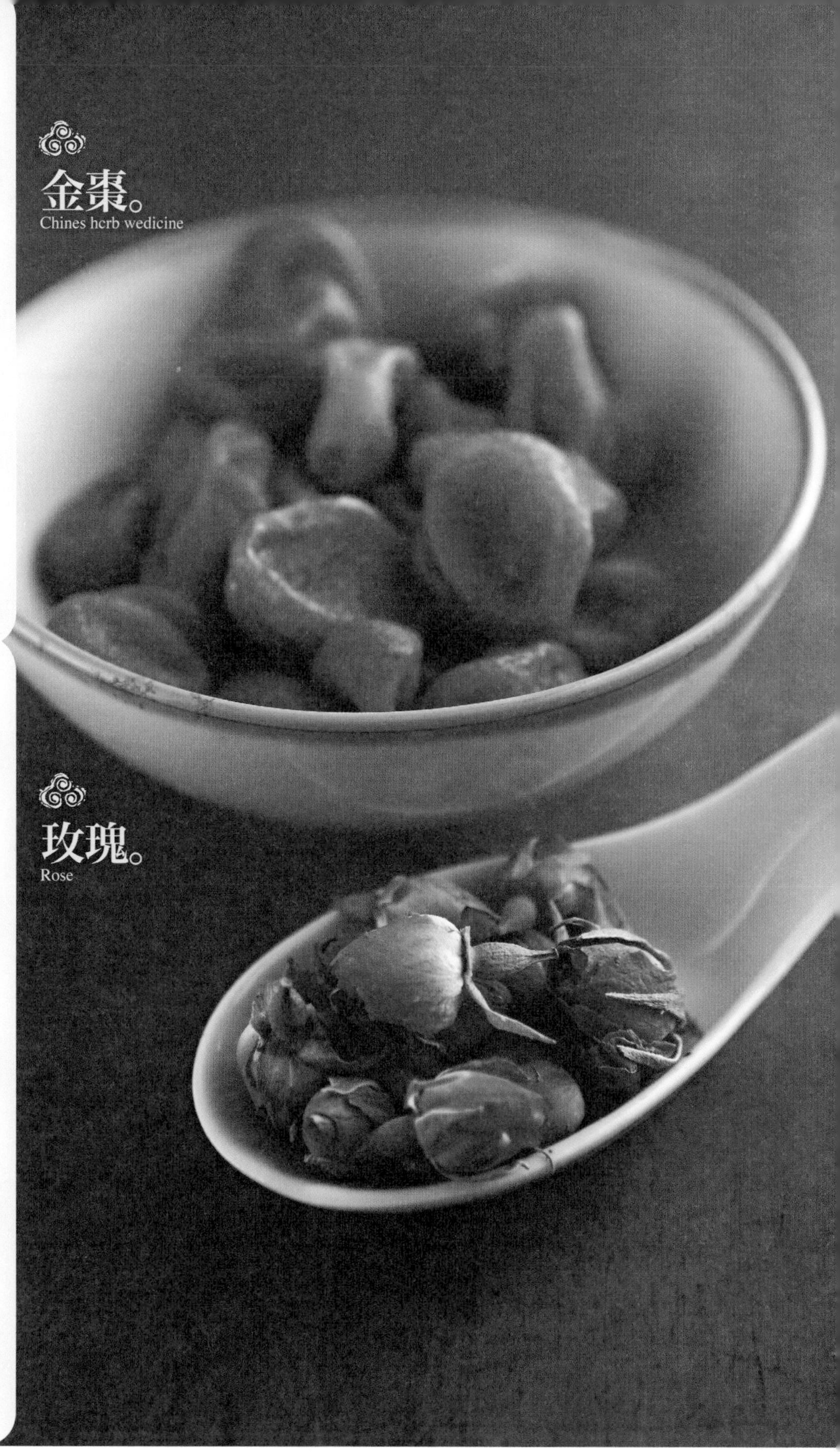

金棗。
Chines hcrb wedicine

別名 金橘、金柑。

來源 芸香科金柑屬。

性味 辛甘溫。

功能 解鬱、理氣化痰、潤肺止咳、醒酒。

玫瑰。
Rose

別名 刺玫花、穿心玫瑰、刺客。

來源 薔薇科薔薇屬落葉灌木。

性味 性溫味甘。

功能 平肝理氣、疏肝解鬱、和血行血，可治胸脅痛、胃痛、納差嘔惡、月經不調、跌打損傷。

容易悶出毛病。

現代社會過度競爭，工作壓力過大，身心的忙碌加上職場上往往是把氣往肚裡吞，這是很無奈的處理方式，自己要學會看開和放下，不要老是在意「比上不足」，多想想「比下有餘」，多去戶外走走，否則「肝鬱氣滯」保證如影隨行，揮之不去。不過台灣是個勤奮的社會，大家都很努力拼經濟，也難怪氣滯的人特別多。若你常常覺得煩躁胸悶、肩頸僵硬、睡眠不佳、腹脹疲倦、情緒波動起伏很大、覺得自己小毛病很多，就要特別注意了。

金棗與玫瑰可以「理氣、行氣」，煩躁易怒者很適合喝

有躁鬱症的人通常都不自覺或不想承認，總覺得說出來很沒面子，也不知從何說起，許多人藉由各種不同管道發洩—煙、酒、賭、色、狂歡、飆車、暴飲暴食，傷身敗財毫無益處，這樣發洩內心的鬱悶，換來的只是更空虛，身體也愈變愈差，很不值得。

如果你身邊的家人或朋友有躁鬱症傾向，建議你不妨貼心為他們準備這帖茶飲「玫瑰金棗茶」，味道非常順口好喝，平常工作忙碌的上班族，也非常適合喝。

金棗與玫瑰的功能就是疏肝理氣、行氣解鬱，對於舒緩肝氣的鬱悶非常有幫助。常喝這帖「玫瑰金棗茶」，不但可以慢慢將「氣滯」舒解開來，還可以鎮定神經，降低緊張感，漸漸的心平氣和，比較能打開心房與人溝通，人與人之間的良性循環就是這樣開始的。這裡用

的金棗最好用黑褐色的陳年金棗，沖泡後非常順口，效果也比一般金棗（淺黃色）好。

【玫瑰金棗茶，適合哪些人喝？】

- 壓力大、情緒鬱悶的人。用腦多、運動量少的上班族。睡前思緒紛擾靜不下來，不好入睡的人。工作忙碌，進食過快導致消化不良者。
- 適合一般大眾，無食用禁忌。

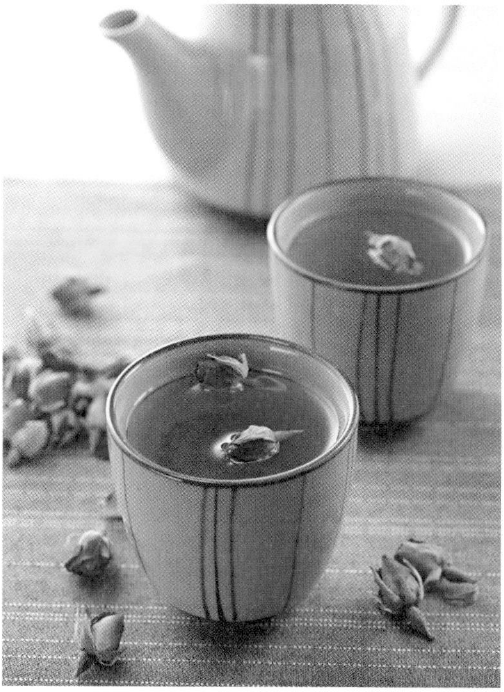

五代獨門食譜

玫瑰金棗茶。

材料 玫瑰3朵、宜蘭金棗乾（深色陳年金棗）3粒。

作法 將玫瑰3朵、宜蘭金棗乾3粒，放入泡茶壺中當做茶葉泡法。

吃法 可先泡好，要喝時倒出飲用，量不拘。

Part 4

綜合病症

暈眩、失眠、火氣大，都是現代人常見的症狀，
雖然這些小症狀雖不是致命病症，
卻會影響工作及生活品質。
血友病、流行病毒、蠶豆症、小孩過動症，
大疾病也可運用祖傳藥方獲得改善與治療。

服用小半夏茯苓湯
改善突然天旋地轉的暈眩

辨症重點

貧血頭暈 整天感到昏昏的，精神很難集中，累的時候更嚴重。

暈眩頭暈 躺下、站起來時瞬間天旋地轉，一段時間才會慢慢停止。

頭暈目眩雖然不是致命的病症，但是突然的頭暈，尤其是天旋地轉的眩暈，會令人感到非常不舒服與恐慌。我的眩暈門診患者不在少數，原因通常不是只有一個，中醫學理上，造成眩暈的原因很多也很複雜，尤其以老人、女性居多。

西醫的止暈藥，只能暫時抑制大腦活動

曾經有一位患者上門求助，一年多來常覺得頭暈得非常厲害，當他上床躺下的瞬間，頭都會眩暈上好一陣子，不適感才會慢慢平息，等到從床上起身時，同樣的頭暈情形又會反覆一遍，蹲下站起的時候也是一樣，有時連走路和轉頭時，都會顛顛晃晃的一段時間，頭暈的現象才又慢慢的消除。

這位患者曾經吃西醫的止暈藥來改善，剛開始雖然有止暈的效果，但是一整天會處於迷迷濛濛的昏睡狀態，影響生活品質。因為西藥的止暈藥主要是針對大腦的活動做抑制，雖然能夠暫時止暈，但精神狀態就會開始迷迷糊糊。

「氣動血水」之說，造成眩暈的主因是氣弱無力

這種一做動作就頭暈甚至眩暈的症狀，中醫稱為「水飲」，和貧血帶來的頭暈不一樣，貧血的頭暈主要是「頭昏」的感覺，會讓人整天感到昏昏的，精神很難集中，累的時候會更嚴重，這是因為貧血而產生「缺氧」的狀況。

中醫所說的「水飲」，理論來自於「氣動血水」之說，也就是身體內的氣會推動血液和水液在經絡中的運行。而當你的氣很弱的時候，推動力不足，就無法帶動水的運行，使得水份停留於體內，尤其是耳朵的地方，導致內耳的淋巴液流動失去平衡，所以當我們的頭部移動或轉動時就會產生眩暈，而出現周圍景物開始旋轉的現象，現代醫學也稱之為「梅尼爾症」。

「半夏」穩定神經，「茯苓」有輕度利尿功能

我請這位患者喝「小半夏茯苓湯」，幾天後，就發現就寢、起床、蹲下、站起、轉頭時的動作，頭都不會暈了。不但眩暈止住了，也不會像吃西藥會整天渾渾噩噩的感覺，精神變好許多，整個人的感覺比較踏實。

這是因為「半夏」這個中藥有穩定神經的作用，而「茯苓」有輕度利尿的功能，就因為

茯苓。
Chinese herbal medicine

別名 銀茯苑、茯靈、伏苓、伏苑、云苓、茯兔、松苓。

來源 多孔菌科植物茯苓的乾燥菌核。

性味 甘平。

功能 健脾、利水滲濕、寧心安神。可用於脾虛納差、便溏泄瀉、水腫、心神不寧、驚悸、失眠、痰飲眩暈等。

半夏。
Chinese herbal medicine

別名 三葉半夏、地八豆、守田、水玉、羊眼。

來源 天南星科植物半夏的塊莖。

性味 辛、溫、小毒。

功能 燥濕化痰、消痰涎、開胃健脾、止嘔吐、去胸中痰滿、下肺氣、主咳結。

註 生半夏有強烈刺激性，需經炮製後使用。

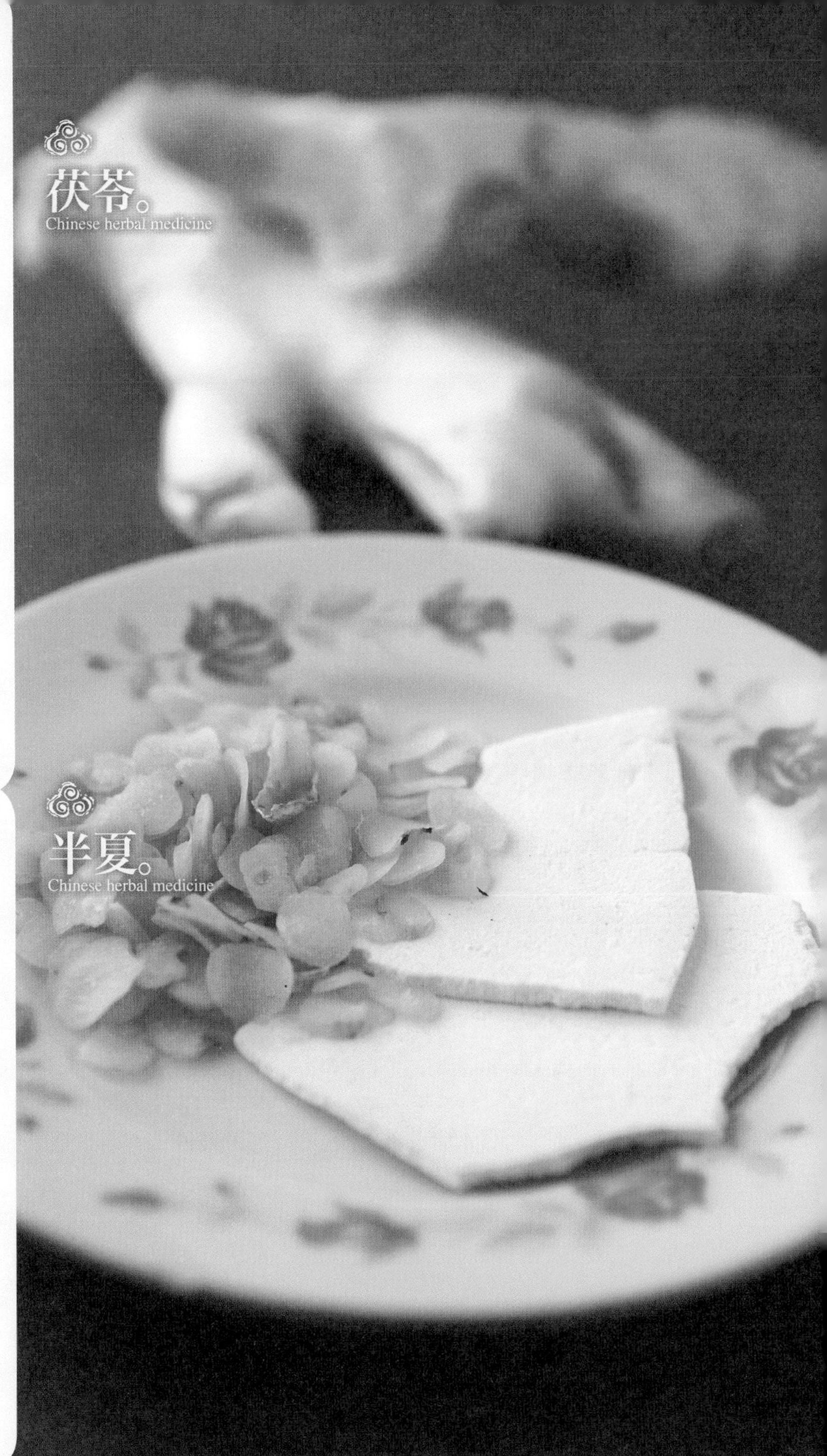

「輕度」反而作用更好，可以將內耳淋巴多餘的水份除去，而卻不會傷到身體其他器官，尤其腎臟，因為一般的西藥利尿劑雖也可治療梅尼爾症，卻比較容易傷到腎臟。

眩暈者要常以「腹式呼吸法」調氣，勿喝水過量

這患者接著問平常還要注意什麼？我說，這個毛病是氣無法推動水份所造成的，因此要善養自己的氣，不要過勞、熬夜、暴飲暴食，可以常做「腹式呼吸法」調氣，還要注意水份不過攝取過多，以免氣在推動時額外增加負擔。他說原來如此，以前常聽人說沒事要多喝水，因此他持續每天喝三千cc的水，幾個禮拜後就產生了眩暈的現象。他又問怎樣才能知道水喝太多了？我說，只要出現頻尿，甚至水腫的情況就是警訊了。他說：「難怪！自從大量喝水之後出現頻尿，別人還說這是代謝變好的現象，原來水喝太多也會增加身體負擔。」

後來他介紹很多患者來找我看診，都沒有聽說眩暈症再度復發。

【小半夏茯苓湯，適合哪些人喝？】

- 頭暈，屬體質濕寒、體內有水飲者，表現出姿勢改變時（如從躺下坐起時）頭暈加重，或兼有咳嗽、胸悶、心悸、口淡不渴、小便清長或喝水容易頻尿或小便不暢者。

● 容易暈車暈船嘔吐，屬脾胃虛寒者，表現出面黃或恍白、疲倦、胃口差、消化不良、或容易腹瀉、口不渴者。妊娠嘔吐的人也可以喝。

食用禁忌 燥熱體質者忌用，表現口乾渴、煩躁、易飢、便秘或大便硬、身體容易發炎出血者。

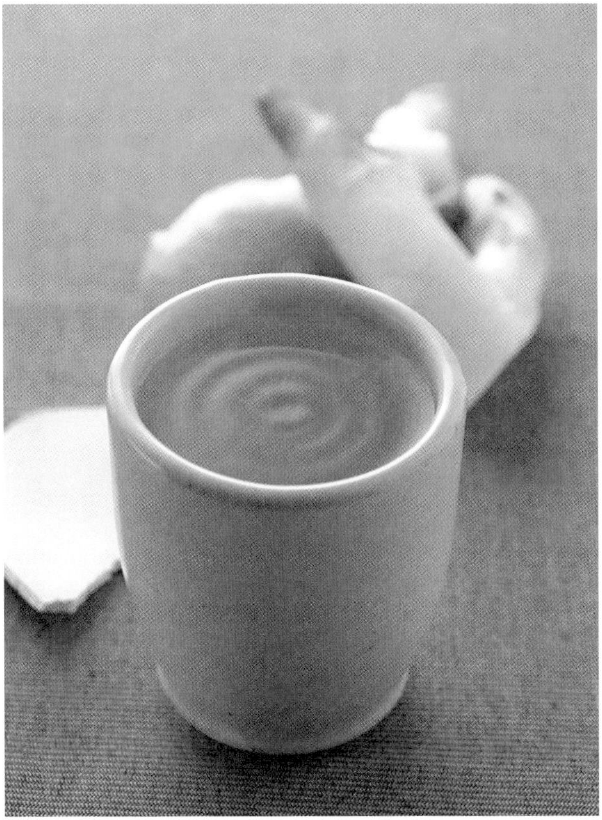

小半夏茯苓湯。

材料 半夏3錢、生薑2錢、茯苓3錢。

作法

壹 將所有材料清洗乾淨。

貳 將材料放入鍋中加入700cc的水，浸泡半小時，煎煮至150cc即可。

吃法 一天分3次服用。

註 「小半夏茯苓湯」為中醫古籍〈金匱要略〉中之古方。主治卒嘔吐、心下痞、膈間有水、眩悸者。或痰飲多汗、小便不利者。醫方集解：半夏、生姜行水氣而散逆氣，能止嘔吐；茯苓寧心氣而泄腎邪，能利小便；火因水而下行，則悸眩止而痞消矣。

喝杯抗流感茶飲
快速解除流感病毒！

辨症重點

傷風感冒 打噴嚏、流鼻水、咽喉痛、咳嗽，不一定會發燒。

流行感冒 發燒、全身疼痛、骨頭痠痛、頭痛，不見得會打噴嚏、流鼻水。

流行性感冒為病毒所引起，流感病毒容易產生突變，在短期間內會造成大規模的流行與傳染。流感易引起其他併發症，像是中耳炎、鼻竇炎、腦炎等等，嚴重者甚至死亡，高危險群的老人、慢性病患、幼童，要特別小心！

「流感病毒」感冒症狀是發燒全身酸痛，但不一定會流鼻水

一般感冒就是俗稱的「傷風感冒」，大多是細菌所引起，主要是上呼吸道被侵犯，一般症狀較輕，主要是鼻咽的症狀，像是打噴嚏、流鼻水、咽喉痛、咳嗽，除非感染得很厲害，否則一般不見得會發燒；「流感病毒」則是以全身的症狀為主，也就是發燒，全身疼痛、骨頭痠痛、頭痛、眼痛等症狀，不見得會打噴嚏、流鼻水。若是腸病毒，還會有口腔咽喉潰瘍和皮膚紅疹，甚至抽搐、昏迷。

治療病毒是中醫的專長，中藥抗病毒的藥材效果絕佳

很多人都以為：「得到流感要趕快吃西藥，因為流感比較可怕，要趕快用西藥壓下來，中藥一般是作為調理用，速度比較慢；而傷風感冒症狀較輕，可以考慮用中藥治療。」其實，正好相反，治療病毒正是中醫的專長，中藥抗病毒的藥非常之多，而且效果絕佳，西藥抗病毒的藥則只有少數，治療流感的藥更是缺乏，西藥「克流感Tamiflu」是大家比較耳熟能詳的。

一般的傷風感冒是細菌引

金銀花。Honeysuckle

別名 金銀藤、銀藤、二色花藤、忍冬花、金花、銀花、二花、雙花。

來源 忍冬科忍冬屬植物忍冬及同屬植物乾燥花蕾或帶初開的花。

性味 甘寒。

功能 清熱解毒、疏散風熱、消暑、生津止渴、補虛、提高免疫力。可用於熱毒瀉痢、疔瘡癰疽、喉痹、多種感染性疾病清熱解毒。

桑葉。Mulberry leaf

別名 霜桑葉、晚桑葉、老桑葉。

來源 桑科植物桑的乾燥葉。

性味 甘、苦、寒。

功能 疏風熱、清肺潤燥、清肝明目、下氣，治勞熱咳嗽，有降血壓、降血脂、消炎抑菌的作用。

板藍根。Chinese herbal medicine

別名 靛青根、藍靛根、菘藍、大藍、馬藍。

來源 十字花科植物菘藍和草大青的根；或爵床科植物馬藍的根莖及根。

性味 苦寒。

功能 清熱解毒、涼血、利咽。可治熱病發斑、丹毒、咽喉腫痛、肝炎、腮腺炎、流感等。有抗菌、抗病毒、抗腫瘤作用，並可提高免疫力。

起，雖然中藥抗菌的藥種類更多，但是殺菌效果卻遠不如西藥抗生素，所以一般傷風感冒咽喉痛、鼻炎，若是症狀較重時，反而先吃幾天西藥抗生素、消炎藥，症狀會減退比較快，之後再用中藥調養恢復體力和免疫力。

金銀花、桑葉、板藍根組成，「抗流感中藥飲」解毒速度快。

中藥對抗流感病毒還有一項優勢，就是不用分登革熱、A型流感、B型流感，A型也不必再分H1N1、H5N1……，利用這帖「抗流感茶飲」，只要是流感都適用，平常可以準備幾帖藥材放在冰箱存放，以備不時之需，一發現突然發燒、全身酸痛、疲勞、沒有食慾，就趕快煮來喝下，常常一天症狀就會解除，速度很快。但若是拖延病情，等到受不了了才要吃藥，這時恢復就會變慢了，所有的方法效果都會打折扣，這點必須要注意。

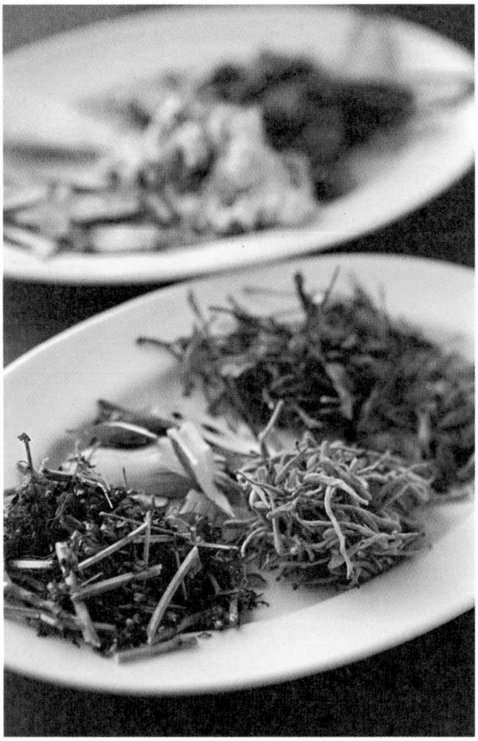

【抗流感茶飲，適合哪些人喝？】

- 出現流感症狀者，出現發燒、全身痠痛、咽喉痛兼有口渴、疲倦等症者。
- 有眼睛、鼻子、喉嚨、耳朵等頭面部感染發炎者，出現眼睛鼻子癢、鼻涕黃、咽喉痛或癢、耳朵癢或流膿、眼屎鼻屎多、眼睛腫脹不停流眼淚等等感染症狀者。

食用禁忌

此方多為清熱解毒藥，藥偏寒，不宜久服，如服用後症狀減輕，可加服兩三天後停用。

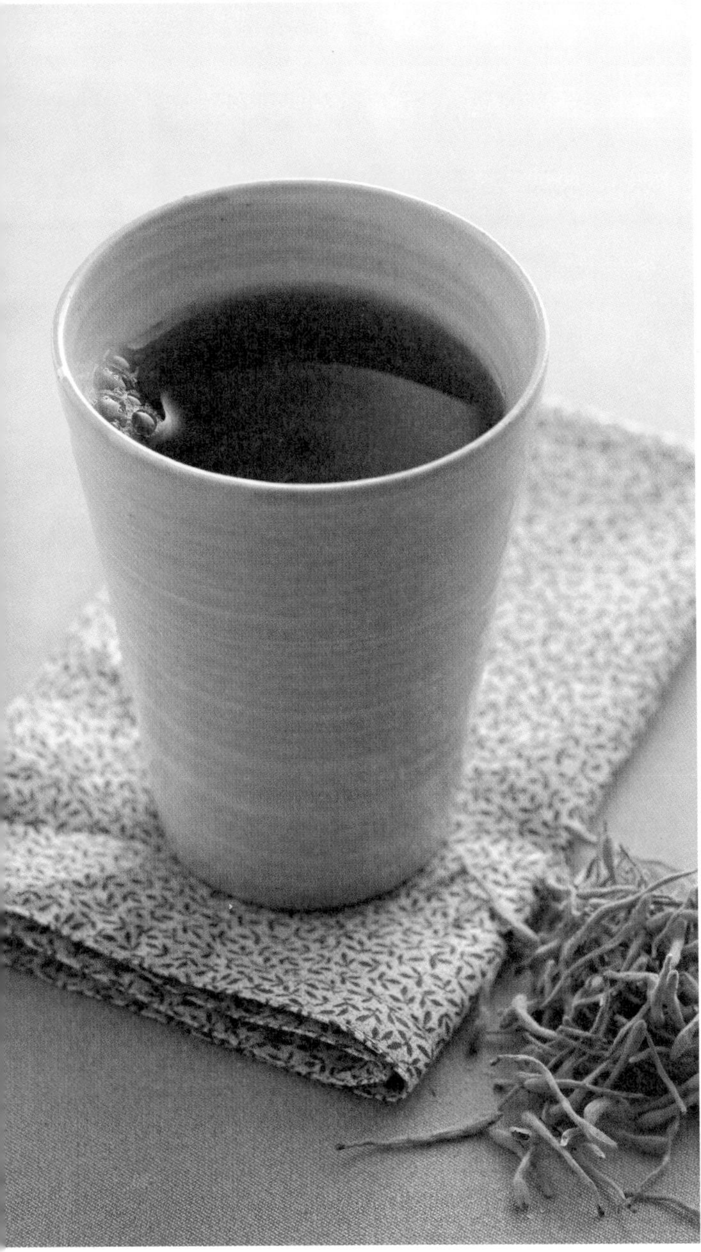

五代獨門食譜

抗流感茶飲。

材料

金銀花1～3錢，連翹1～3錢，荊芥1～3錢，黃芩1～3錢，菊花1～3錢、蒲公英1～3錢，桑葉1～3錢，板藍根1～3錢，桔梗7分～2錢，甘草0.5錢～1.5錢。

作法

壹 將所有藥材放入清水中稍微浸泡清洗後瀝乾。

貳 將所有藥材放入鍋中，加入500cc的水，將水淹過藥材，煮到剩150cc。

參 過濾藥渣，趁熱慢慢喝下。

吃法

壹 喝下一個小時後，症狀就能減輕，燒也會慢慢消退，最好一出現不適症狀就喝較為有效。

貳 如果症狀已經出現一陣子，因為體力較差，可以再加五顆紅棗。

參 如果覺得煎煮味道太濃，可以用保溫杯悶泡一個小時後，當水慢慢飲用，味道較淡。

TIPS

- 可以年齡來做為劑量的準則：小學三年級前的兒童用1錢的劑量；小學四年級到國中階段用2錢；高中以上及大人用3錢，。
- 如果流感有咳嗽症狀，可以再加杏仁1～3錢。
- 這是居家常備良藥，可以將藥材冰在冰箱存放，以備不時之需。

流傳千年的甘草小麥湯
神奇改善長期失眠的商人

辨症重點

虛症失眠 很累但是睡不著，容易緊張或焦慮。

熱症失眠 肝病、胃病患者或是高血脂、高血壓的人。

很代人的生活壓力大，很多人都有失眠、多夢、睡眠品質不佳的困擾。晚上睡不好，白天更加疲倦，惡性循環下，讓工作及生活品質都深受影響，身體也開始更加衰弱，影響甚大。

越累越睡不著，屬於「虛症失眠」；高血脂、高血壓者通常是「熱症失眠」

很多人為了入睡，會靠安眠藥或酒精來「助眠」，但往往都適得其反，吃藥容易產生成癮性，藥量越吃越重；雖較能快速入睡，卻是只產生比較淺層的睡眠，沒有真正得到休息，兩者都是治標，無法解決失眠的根本問題。

睡眠問題對於中醫來說，一樣要區分「寒熱虛實氣血」的性質。通常肝病、胃病患者或是高血脂、高血壓的人，容易呈現熱性、血瘀體質，這種失眠就要使用一些中醫所說的「清熱藥」、「活血藥」來處理，慢慢就可以斷根。

「虛症」的失眠，則是越累越睡不著，吃點宵夜反而比較好睡，但是吃宵夜對身體有害，身體睡著但消化系統卻是要拼命工作，所以會睡得不安穩，早晨起來變得很疲倦，但是不吃又睡不著，進也不是退也不是，實在是很苦惱。這樣子的人通常工作壓力很大，或是個性容易緊張焦慮，或是過度忙碌，身體能量消耗的非常嚴重，以致於大腦所需要用的一些營養物質也被消耗殆盡，導致失眠的產生，這就是虛性的失眠。

小麥、紅棗、甘草三樣食材，神奇改善長期失眠的真實案例

曾有一位事業做很大的朋友因為失眠而求診，他每到晚上都會感到心慌慌而睡不著，一直到天亮了才有睡意。於是他開始吃安眠藥，卻仍舊療效不彰，而醫生開給他更強的鎮定劑，沒想到更嚴重，一整晚都半夢半醒，睡眠很淺甚至完全沒有睡意，最後醫師認為症狀壓不下來，於是開給他癲癇藥，結果他吃了之後看似是睡著，但感覺卻比較像是昏過去，因為醒後更完全沒有一覺醒來該有的飽滿精神，反而整天渾渾噩噩覺得快發瘋，事業也幾乎因此停頓。尋求過這麼多方式，都無法獲得改善，讓他很困擾。

我告訴他一道好吃又神奇的食療，只要利用小麥、紅棗、甘草這三樣食材，煮一煮睡前一小時喝下，就能解決失眠問題，他半信半疑的回家一試，沒想到第一晚就能輕鬆入睡，而且起床後感覺精神清爽，就像變換了一個人似的。

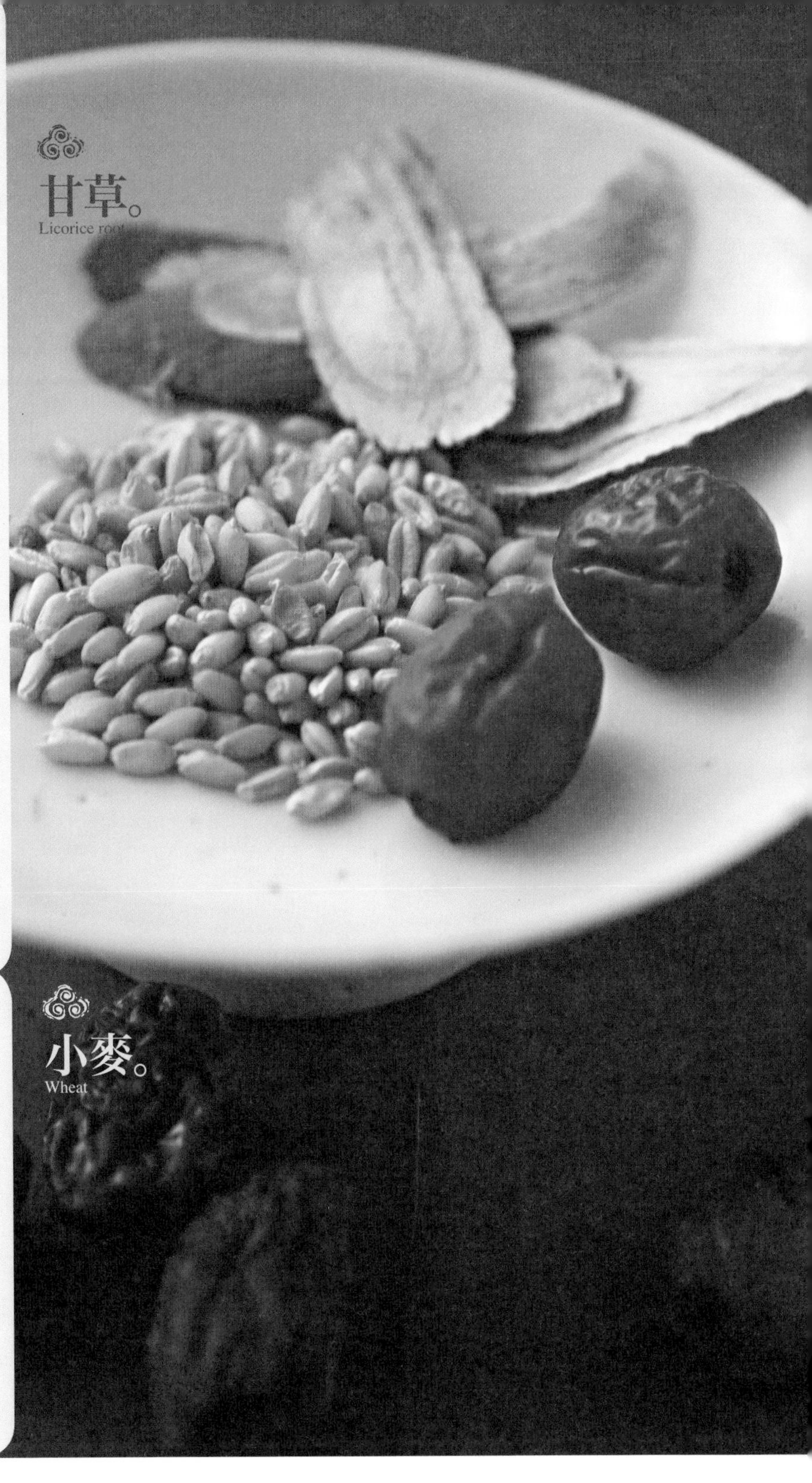

甘草。
Licorice root

別名 甜草根、紅甘草、粉甘草、國老、粉草、甜草。

來源 本品為雙子葉植物豆科甘草、脹果甘草或光果甘草的根及根莖。

性味 甘、平。

功能 補五勞七傷一切虛損、溫中下氣、潤肺止咳、祛痰、安魂定魄、止痛、溫經脈、解百藥毒。用於驚悸、煩悶、健忘、乏力發熱、咳嗽等。甘草可促進胃部黏液形成及分泌，有抗炎作用，可用於慢性潰瘍和十二指腸潰瘍的治療。

小麥。
Wheat

來源 禾本科小麥屬小麥的種子。

性味 甘、涼。

功能 養心安神、除煩止渴、利小便。可用於心神不寧、煩躁、失眠、精神抑鬱、悲傷欲哭。

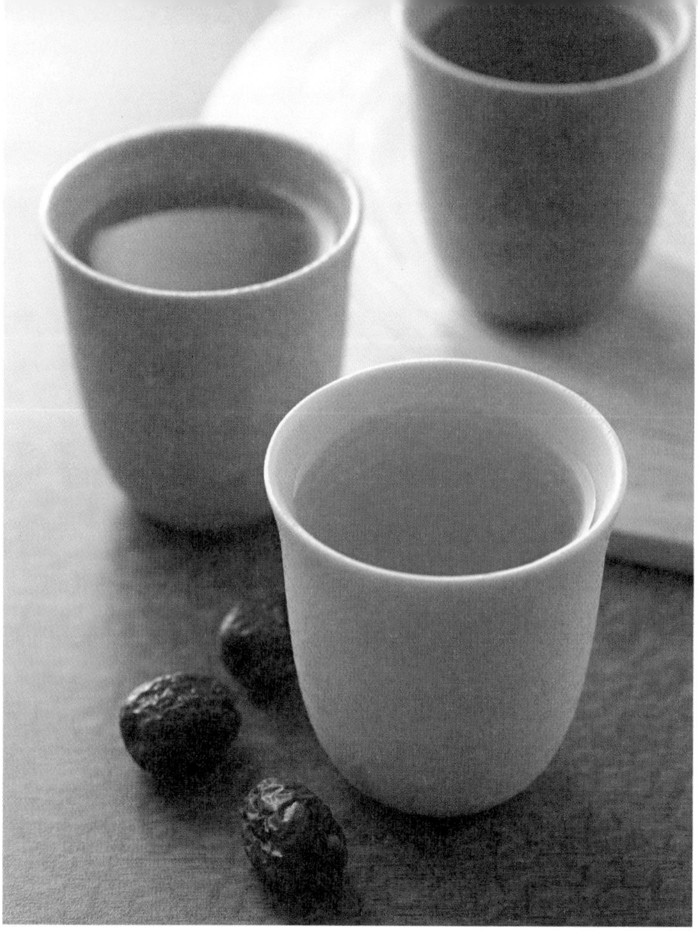

他問說：「為什麼會這樣子？這些看起來都是很普通的東西呀？」我告訴他，這食療流傳已經一千多年了，最早記載於東漢時期醫聖張仲景所著作的「金匱要略」典籍，專治「臟躁症」，也就是我們的臟腑因為缺乏某種營養而產生精神煩躁不安的現象。至於為什麼要挑選這三樣食材？我只能說中醫的智慧就像博大精深的寶庫一般，就算在科學昌明的今天，對於中醫藥或是藥用食材為何能產生這麼巨大的療效，也無法完全解析。

友人後來長期將這三種食材煮成水喝，因為覺得味道實在不錯，不會有排斥感，睡眠基本上也穩定了。有一天他問我：「要喝到什麼時候才可以停？」我開玩笑的說：「等到你失業或是退休沒事幹的時候就可以停了，因為到那時你的身體和大腦不再過度耗損，當然也不必再補充了。」

【甘草小麥湯，適合哪些人喝？】

- 適合思慮過度、神經衰弱、精神恍惚、煩躁不安、悲傷欲哭、睡眠不安等臟躁症者。
- 更年期綜合症，出現眠差、煩躁、心神不寧等症者。
- 營養不良、貧血而出現煩躁不安、怕冷者。
- 睡前用腦過度，不吃宵夜會睡不著的人，可用來取代宵夜。

食用禁忌 食甜容易胃脹氣不舒或上火者少服。

甘草小麥湯。

材料 甘草1錢、小麥3錢、紅棗15粒。

作法 紅棗捏破，與小麥、甘草一同放入鍋中，加入800cc清水，大火煮開轉中小火煎至150cc。

吃法

壹 睡前1~2小時喝可以幫助睡眠。

貳 營養不良或貧血而煩躁不寧者，可以將小麥增加到5錢、紅棗增加到30粒，以水1200cc煎至600cc，隨時都可當茶飲用。

四季都能自製複方青草茶

清熱解毒、消炎殺菌、利尿一次解決

從前的人營養較匱乏，體質虛寒，經常利用中藥來「進補」，像十全、八珍、四物、當歸黃耆湯等等；然而，現代大部分的人，每天攝取高熱量食物，營養過剩加上運動過少，氣血瘀滯容易化生火氣，需要的已不再是「進補」，而是「退火」。

青草茶好處很多，火氣大引起的症狀，都能改善

很多人都知道火氣大、口渴、嘴破的時候，來杯青草茶可以馬上達到退火效果。其實青草茶的好處很多，除了退火，還有清熱解毒、消炎殺菌、利尿的功效。

舉凡中暑、腸胃炎、咽喉炎、鼻炎、，尿道炎，骨盆腔炎，以及各種發炎引起的頭痛、肩頸痠痛、眼睛乾癢、肌肉僵硬等等，只要是火氣大所引起，飲用青草茶，都能夠改善症狀。

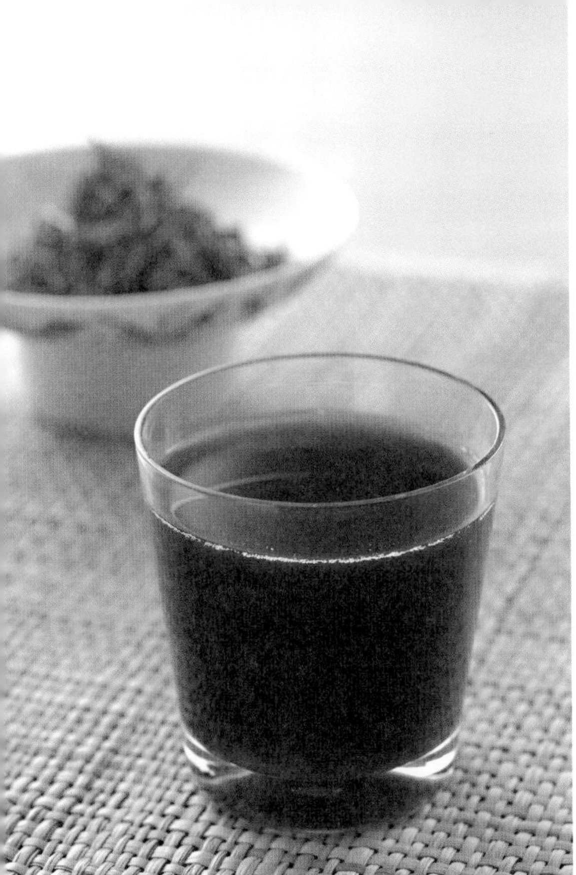

夏天才能喝青草茶？冬天退火消炎一樣可服用

青草茶不只有在夏天適合飲用，只要是上火的症狀，例如冬天進補過頭，加上運動量少，堆積太多熱量於體內，也會造成身體發炎，容易有嘴破、睡不著、便秘、尿道發炎等現象，這時就算冬天也可以來一杯青草茶，照樣退火消炎，紓解不適症狀。

我曾經介紹過「蒲公英黑糖茶」（蒲公英2兩、黑糖2兩，蒲公英泡水2分鐘後瀝乾，加入2公升清水大火煮沸，再加入黑糖一起小火煮，煮至水剩下1公升即可去渣取藥汁飲用。）這也是一帖簡單方便的青草茶，若想要增強全方位退火療效，複方的青草熬煮效果會更好。

自製青草茶香醇味濃，應酬多的上班族可隨身攜帶

市面上也有販售一些青茶草，身體不適時也可以拿來應急，不過如果有空的話，買一帖藥材回來自己熬煮，一方面濃度絕對足夠，另一方面

可以控制甜度，不會吃進一堆糖份增加身體負擔。

夏天出門帶著一瓶自製青草茶，不但可以預防中暑，也不會像一般飲料越喝越渴。平常比較有機會交際應酬喝酒者，或是常常外食油膩食物的上班族，若容易覺得口渴口苦、疲倦煩躁、肩頸僵硬等不適症狀，是動脈硬化以及肝膽病的前兆，也可以常常拿來保養。但是青草茶性寒，若服用之後出現腰酸、呼吸無力感、胃口變差、稀軟糞便，表示退火過度身體轉變成寒性，這時就必須停止一段時間，等恢復之後再酌量使用。

【青草茶，適合哪些人喝？】

- 用於各種發炎反應（如咽喉炎、鼻炎、腸胃炎、尿道炎、骨盆腔炎等）屬熱症實證者，表現出咽腫痛、鼻涕黃白、腸胃悶痛或腹瀉、小便灼熱刺痛或頻尿、白帶黏多等症狀，兼有火氣大、口渴、小便黃、大便秘或硬或臭，或兼有發燒、頭痛、身體酸痛、眼睛癢、嘴破等症狀。
- 夏日中暑，出現疲倦、食慾不振、胃悶脹、大便不暢、小便黃、口渴等症者。
- 平素應酬多，重口味、油炸燒烤吃多，出現胃悶痛、欲吐、便秘、大便黏或腹瀉、或有口臭者。
- 天氣一熱出現心火肝火者，表現出煩躁、易怒、口渴、口苦、睡不好、小便黃等症者。
- 常常外食油膩食物的上班族，若容易覺得口渴口苦、疲倦煩躁、肩頸僵硬等不適症狀，是動脈硬化以及肝膽病的前兆，也可以常常拿來保養。

食用禁忌 青草茶性寒，若服用一段時間之後出現腰酸、呼吸無力感、胃口變差、稀軟便時，宜停用。體質虛寒者少用，出現面色恍白、疲倦、胃口差、口淡不渴、容易腹瀉或大便無力者。久服耗氣傷陰，如有長期火氣大、喝青草茶只能暫時退火，或覺青草茶亦無法退火者，宜停用並找醫師看診。

五代獨門食譜

自製複方青草茶。

材料 車前草、一支香、仙草乾、鳳尾草、火炭母草、黃花蜜菜、香薷、萬點金、薄荷，每種皆為1~2錢（此為一人份的份量）。黑糖約半兩。（可依個人喜好增減）

黃花蜜菜。

Chinese herbal medicine

別名 龍舌草、黃花田路草。

來源 菊科蟛蜞菊屬黃花蜜菜。

性味 涼、微寒。

功能 清熱解毒、消腫。可用於肺炎、扁桃腺炎、咽喉炎、肝炎、腸炎、尿道炎、皮膚炎等各種炎症。

火炭母草。

Chinese herbal medicine

別名 冷飯藤、土川七、秤飯藤。

來源 為蓼科植物火炭母草。

性味 酸、平。

功能 清熱利濕、解毒、涼血。可用於腹瀉、咽痛、骨節癰腫疼痛、皮膚濕瘡、白帶、黃疸等。

香薷。

Chinese herbal medicine

別名 香菜；香茅；石香薷；香茸；紫花香茅、蜜蜂草。

來源 唇形科植物海州香薷的帶花全草。

性味 辛溫。

功能 解暑、發汗解熱、化濕利水、行氣調中。可用於天熱飲冷吹風引起的頭痛發熱、胸悶胃脹嘔吐腹瀉、水腫。香薷可促進腸胃蠕動並刺激消化液分泌，助開胃及消化，其揮發油具有廣效性抗菌殺菌作用，並可抑制流感病毒。

作法

壹 將所有藥材放入清水中稍微浸泡清洗後瀝乾。

貳 放入鍋中，加入8～10碗水，以大火煮沸。

參 加入黑糖改以小火續煮，熬煮至約3～5碗水後熄火。

肆 將藥渣去除，將青草茶倒入保溫瓶中。

吃法 利用一天的時間，將青草茶分次慢慢喝完。

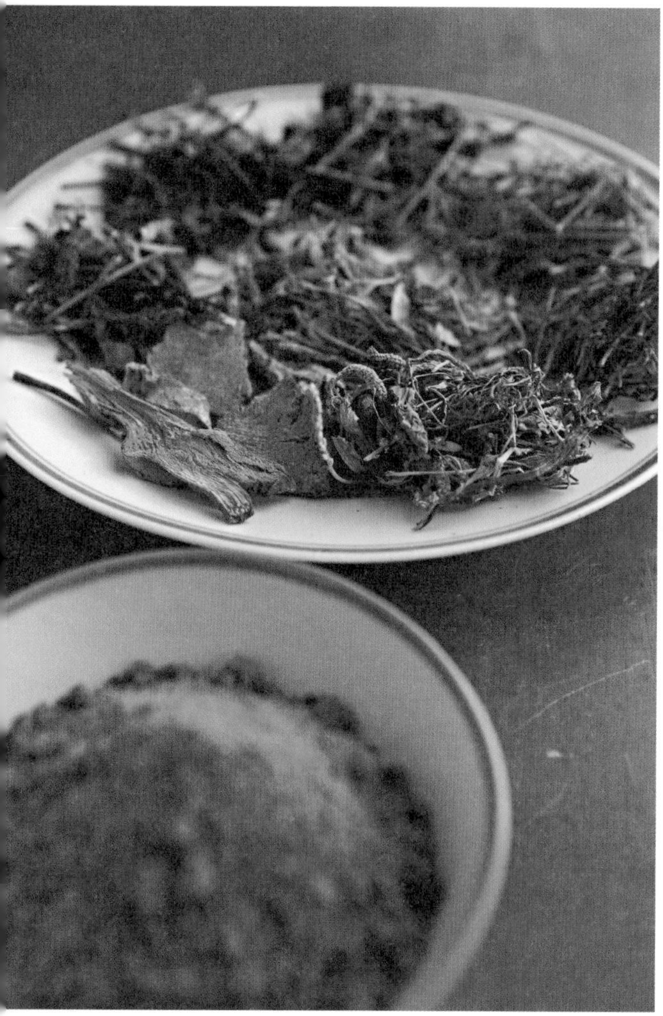

註 火氣大，但喝冷涼性質的東西身體會覺得虛弱或胃不舒服的人，最好弄溫了才喝。可以喝冷飲的人，夏天煮一些冰在冰箱裡，隨時飲用，但須注意不要冰超過5天，喝的時候倒在150cc的小杯飲用，嘴唇不要碰觸大瓶裝的瓶口，以免一天內就壞掉。

喝下車前草茶‧‧‧‧可以迅速解除蠶豆症症狀

蠶豆症的醫學名稱為「G6PD缺乏症」，G6PD是一種體內酵素，負責協助葡萄糖進行新陳代謝之酵素。在台灣，蠶豆症為發生率最高的先天性代謝疾病，平均約每一百個新生兒就會有三個蠶豆症的患者。

中醫看蠶豆症為「肝腎火熱」之症，發作起來有生命危險

蠶豆症患者平日不會有異常症狀出現，當接觸到過敏源時，例如：吃到蠶豆、聞到樟腦味道，或是特定藥物時，會感到腹部疼痛、臉色蒼白、呼吸急促、疲累、食慾差，嚴重者會無法呼吸，有生命危險。

中醫看蠶豆症為「肝腎火熱」之症，肝藏血，因為血液燥熱而對像蠶豆這種燥熱食物過敏；腎與免疫系統有關，腎有火則免疫系統會處在亢奮的狀態。

一位友人的小孩就是這樣的患者，夫妻倆很頭痛，因為動不動就要跑急診，平常當然完全避免吃到蠶豆，樟腦更是絕不購買，感冒也不碰磺胺類抗生素，發燒頭痛也不敢吃阿司匹

靈，照顧起來真是特別費神，好像玻璃娃娃一般。

好不容易上了高中，離家住到學校附近，父母認為他已經知曉避免引發蠶豆症病發的東西，心裡大致上也放心不少，但是有一回發作還是差點要了他的命，五年前某一天突然出現眼白和皮膚變黃，臉色蒼白，胸悶腹痛，小便如紅茶般深色，非常嚴重的疲倦，標準的蠶豆症症狀又出現了。急診檢查才知道感染病毒性肝炎，引發了蠶豆症的發作，而且幾乎危及生命。

蠶豆症是基因缺陷無法完全根治，生命力強的「車前草」預防效果佳

經過這次發病，幸運的從鬼門關轉一圈回來，友人問我，蠶豆症可有什麼食療？我說蠶豆症是基因的缺陷，所以無法完全治好，但卻有個可以預防的藥物遍佈全地球幾乎每一寸土地，可以說是到了「有土地就有它」的程度，那就是生命力極強的「車前草」，單用就有預防的效果，若一發病要趕快加強治療，可以搭配茵陳蒿、鳳尾草、牡丹皮，煮來喝下可以迅速恢復。

友人的小孩照做之後覺得效果不錯，經過五年都沒有再發作過，甚至有一次碰到樟腦丸，還有早餐吃的綜合穀類粉竟然有蠶豆，都沒有任何症狀，感覺非常滿意。

【車前草茶，適合哪些人喝？】

- 蠶豆症患者保健預防。
- 濕熱體質者，平素應酬酒肉吃多，出現胃腸悶脹或痛、食慾不振、容易疲倦、小便黃或白濁、或小便灼熱刺痛、腹瀉或便秘、大便黏或臭等症狀者。
- 泌尿道感染發炎，出現頻尿、小便黃或灼熱刺痛、腰痛、下腹抽痛或悶痛、口渴等症者。

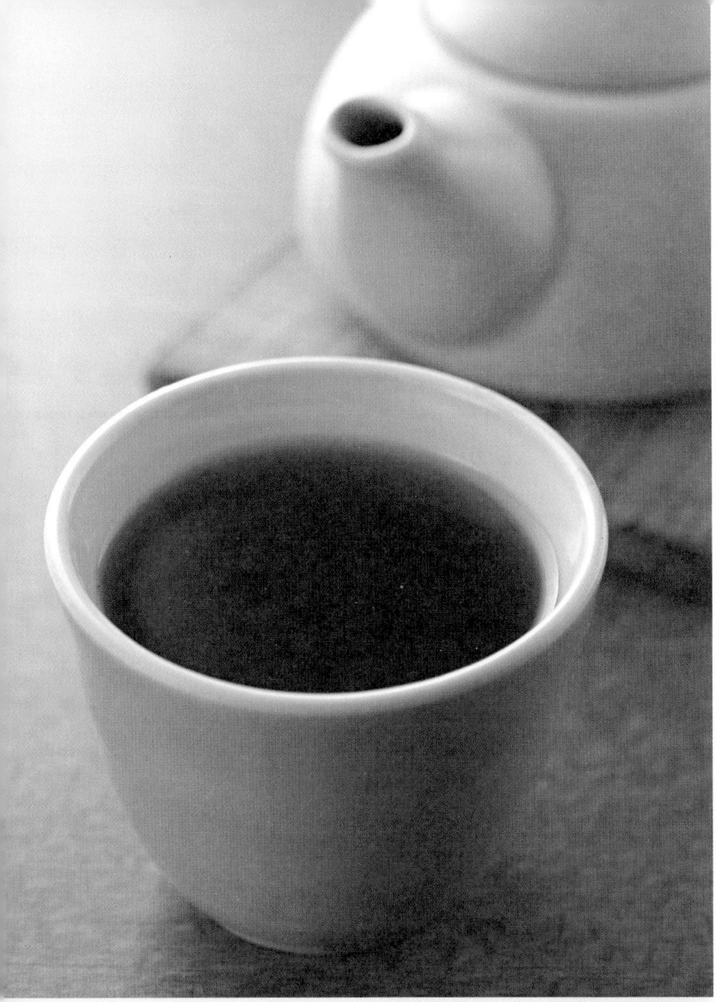

車前草。
Chinese herbal medicine

別名 野甜菜、車輪菜、飯匙草、地衣、路霸草、台灣車前、五根草、前貫草。

來源 車前草科的草本植物。

性味 甘、寒。

功能 清熱利尿、通淋、鎮咳、清肝明目、去心胸煩熱。可用於腎炎、尿道炎、氣喘、痛風、濕痺、腫毒。

- 飲食不潔導致腹瀉者（其大便酸臭）。
- 夏日中暑食慾不振、腹瀉、煩燥、小便黃者。

食用禁忌 藥性偏寒，胃腸虛寒容易腹瀉、怕冷者少服。

五代獨門食譜 車前草茶。

材料 車錢草3錢（退腎火）、北茵陳2錢（退肝火）、鳳尾草2錢（退腎火）、牡丹皮2錢（退肝火）

作法

壹 將所有藥材清洗乾淨。

貳 將材料加入約以500cc的煮成200cc的水。

吃法 早晚各喝100cc，一個星期喝三次，隔天飲用，通常兩三個月後即可改善。

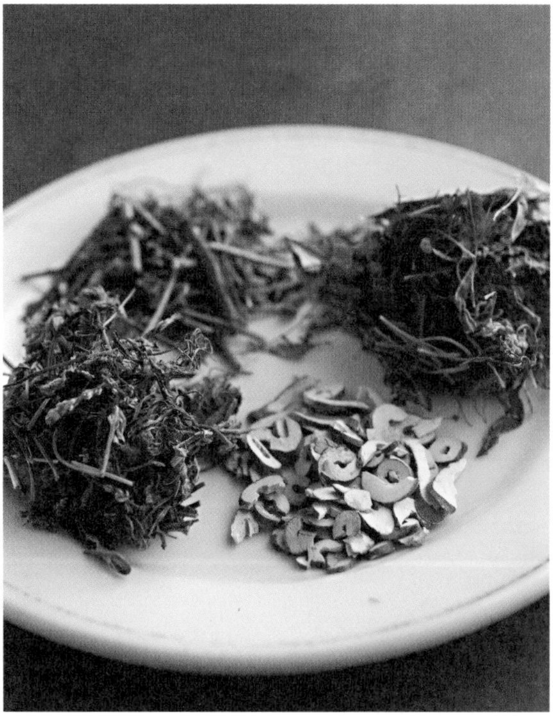

不起眼的花生衣

有助血液凝固，可改善血友病

血友病目前沒有西藥可以醫治，只能靠注射凝血因子治療，然而古代傳承下來的有效治療血友病的偏方花生衣，它只是花生仁外表一層紅棕色的薄膜，卻是血友病的救命仙丹。

花生衣有助於血液凝固，老祖先的智慧

記得國小的時候，隔壁班有個女同學患有血友病，每天到學校都看見她臉色蒼白，瘦弱無力，實在很可憐。有天在爺爺的診間看到她也來看診，爺爺除了開立補血止血的中藥給她之外，還叫她多吃花生衣，後來再見到她，臉色已較為紅潤，也多了活力和笑容。

血友病是因為血液中缺乏「凝血因子」。凝血因子在我們出血時可以幫助血液凝固，形成血栓以便止血，凝血因子主要有十三種，如果缺乏其中一種，出血時血液就不容易凝固。

血友病雖然目前沒有西藥可醫治，但是古傳的花生衣，卻能改善血液凝結功能。現代醫學實驗也證實，花生衣可使血友病患者的凝血時間縮短到正常，減少血液過度流失，也可以

使已經形成的血栓更緊固。老祖先的智慧實在不容小覷，像花生衣這麼簡單而且是大家不要的東西，卻能發揮極強大的效果。

一般人吃太多花生衣容易產生酸痛，血友病患者則可多吃

小時候，常常見到阿嬤會用「鹽土炒」的方式乾炒花生，這樣炒出來的花生特別清香，阿嬤說過吃花生要剝除花生衣，以免產生酸痛，以前的人都是憑著經驗代代相傳，現在當然知道原因是花生太營養又好吃，吃多血液容易產生黏稠，若再把花生衣吃進肚子裡，容易產生血栓堵塞血管，導致酸痛發作。而剝除的花生衣剛好拿來治療血友病。

花生衣對於出血性疾病，都能有改善效果，例如，血小板減少性紫癜、肝病出血、手術後出血不止、癌症出血、消化道出血、婦女血崩、外傷流血過多等等，都可以放心使用。

【花生衣，適合哪些人吃？】

可用於血小板減少性紫癜、再生障礙性貧血、肝病出血、手術後出血不止、癌症出血、消化道出血、婦女血崩、外傷流血過多等。

食用禁忌 跌打損傷有瘀青腫痛者不宜吃，會導致瘀血不易消散。

五代獨門食譜 花生衣。

材料 土炒花生數量隨意，平時能收集的話就盡量收集。

作法 吃土炒花生時剝除之花生衣，收集起來，磨成粉。

吃法 每服1公克，1天3次，飯後半小時。

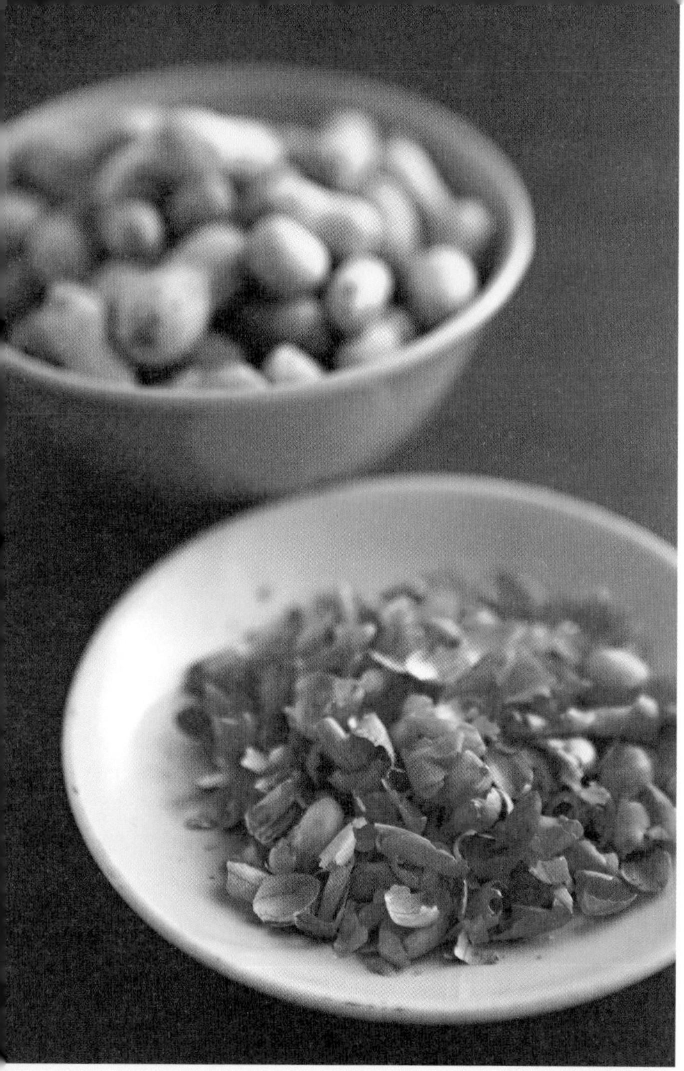

花生衣。
Peanut face

別名 長果衣、落花生衣、紅薄皮。

來源 豆科一年生草本落花生的子實的外皮。

性味 甘、澀。

功能 養血止血、散瘀消腫。花生衣能抑制纖維蛋白的溶解，增加血小板的含量，促進骨髓造血機能。

熬一碗龍骨牡蠣湯
改善小孩過動，安定神經

你知道孩子的「過動症」和「活潑頑皮」如何區分嗎？以前的年代沒有聽說過「過動兒」這個名詞，老一輩的人只要覺得小孩太頑皮，動手修理一頓就是了，小孩漸漸長大，比較懂事了，過度頑皮的現象自然會慢慢消失。我常常和很多為人父母的朋友聊天時，發現大家對於體力旺盛的小寶貝都很苦惱，往往小孩跑幾十圈，依舊活力十足，父母們卻已追得氣喘噓噓，不支倒地。

辨症重點

活潑　平時好動，遇到喜歡的事物可以專心。

過動症　很容易受外界干擾，很難專心。

過動不是孩子的錯，是缺乏鈣鎂鋅等物質

他們常常問我，這樣的孩子算不算是過動兒？其實頑皮和過動最大的差別在於，頑皮的小孩是個性因素，大腦很正常，很清楚自己在做什麼、喜歡什麼，遇到喜歡的事情，不管大人認為是不是好事，至少還能夠顯現專注的態度，不受外在因素干擾轉移。

而過動症的小孩，則是大腦發育有缺陷，無法濾除雜訊，任何事情不管喜不喜歡，全部都會隨時受外在因素（例如外來的一點點聲音或光線或訊號）嚴重干擾，所以注意力極度的

不能集中，大腦思緒很亂，記憶力也容易受影響。

小孩子會罹患過動症，大多是與身體缺鋅、鈣、鎂和B6、葉酸以及Ω3多元不飽和脂肪酸有關，小孩子為什麼會缺少這些元素呢？很多時候是因為他們在媽媽的母體中就開始缺少這些營養素，小孩子出生後，自然含量也不足。

當我們身體缺少某一種物質時，身體機制就會無法正常運作，而小朋友缺少鋅時，會有好動、反應慢、食欲不振、長不高、頭髮長得慢等症狀，缺少鈣、鎂容易神經焦慮，缺少B6則神經容易不穩定，難怪我發現，懷孕害喜症狀較嚴重的母親，比較容易生下過動兒，因為B6不足可以導致妊娠嘔吐。

鋅和B6可以從很多食物中攝取，例如：蛋、奶、大豆、黑豆、羊肉、牛肉、蚵、蠔、蝦等海鮮類，而深綠色蔬菜含有豐富的鎂、葉酸，亞麻仁油和深海魚油則含有多量的多元不飽和脂肪酸Ω3。

龍骨是中藥材，不是豬大骨

但很多家長很困擾的跟我說，上述的食物通常都是孩子不愛吃的，問我有沒有其他辦法可解決？我會建議這些家中有過動小朋友的父母，熬煮「龍骨牡蠣湯」讓他們喝。

龍骨，不是菜市場裡賣的豬脊椎骨，是中藥店或青草店才有的中藥材。顧名思義就是古時候大型動物的化石，現在一般中藥材店賣的龍骨有些是豬骨高溫煅燒模擬而成的，含有大量的鈣質和礦物質。

現代孩子非常需要鈣質的補充，很多家長以為多喝牛奶或是吃小魚干都可以補充鈣質，其實我並不建議用牛奶來補充鈣質，因為牛奶裡的酪蛋白很難消化，優酪乳只比牛奶好一點。而小魚乾雖然含鈣量不低，但非常燥熱，膽固醇含量也過高，不適合小孩子吃，用龍骨熬湯是最好的選擇。當然蛤蠣薑絲湯也可以補充鈣質，但是效果還是不如龍骨牡蠣湯。

自製活性鈣水，幫助過動孩子安靜下來

飲水也是造成現代孩子鈣鎂離子攝取不足的原因之一。我們喝的水都是煮熟的水，熟水的鈣鎂離子都會結成茶垢附著在鍋壺底下，無法喝進人體，所以會造成攝取不足的現象。這裡提供一個可以自製活性鈣水的方法。將蛤蠣殼用火烤到熱紅，快速放到冷水中，這時候的水就有充滿活性的鈣離子水，過動孩子飲用之後，有助於讓他安靜下來。

我的很多朋友和患者使用過「龍骨牡蠣湯」或「自製活性鈣水」後，都說效果很不可思議，過動症當然是改善許多，最讓父母高興的是，注意力集中之後記憶力和理解力也改善不少，小孩課業成績大幅提高，這點是最為欣慰的地方。在這裡順便提醒一下，大人若呈現類似焦慮、注意力不能集中的現象，也可以用同樣的方法處理。

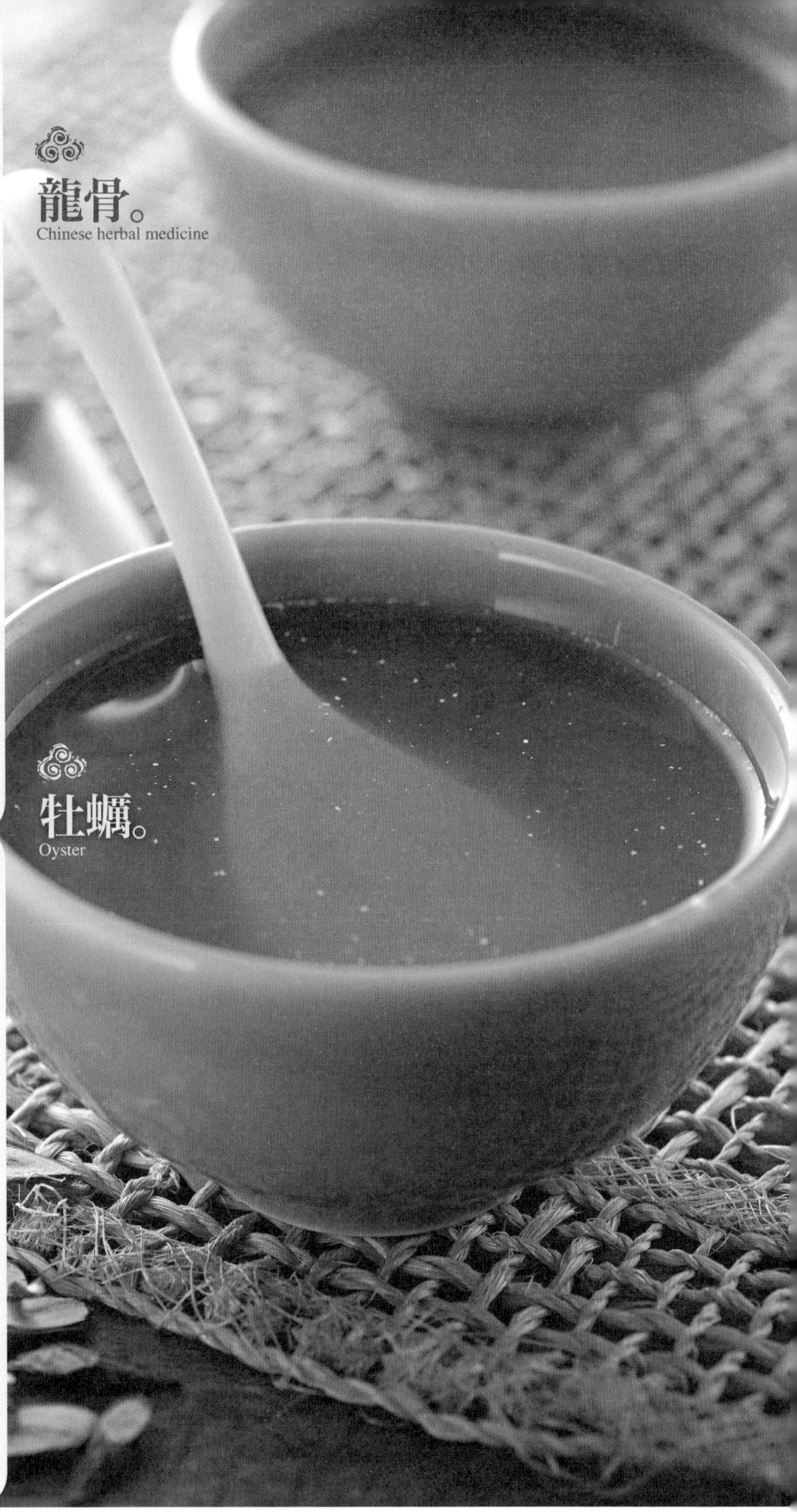

龍骨。
Chinese herbal medicine

別名 陸虎遺生、生龍骨、五花龍骨、青化龍骨、花龍骨。

來源 古代哺乳動物如象類、犀牛類、三趾馬等的骨骼化石。

性味 甘、澀、平。

功能 鎮驚、收斂元氣、固澀滑脫、收濕氣、生肌斂瘡。可用於心中怔忡、多汗淋漓、夢遺滑精、大便滑泄、小便不禁。主要成分為碳酸鈣及磷酸鈣。

牡蠣。
Oyster

別名 蛤蠣、牡蛤、海蠣子殼、左殼、生蠔、鮮蚵。

來源 牡蠣科真牡蠣或燕蛤科珍珠牡蠣雙殼類軟體動物的殼。

性味 鹹、微寒。

功能 鎮驚安神、軟堅散結、平肝潛陽。可用於驚悸怔忡、煩躁不安、失眠多夢、頭暈目眩、耳鳴、手足震顫、淋巴結核、乳房結塊、自汗盜汗。

【龍骨牡蠣湯，適合哪些人喝？】

虛勞過度，煩躁失眠者。小兒過動、注意力不集中、活動容易流汗、夜間盜汗。心神不安者。

食用禁忌 腸胃差，容易腹瀉便溏者不宜久服。龍骨牡蠣一次用量不宜過大（超過5錢以上），以免導致便秘和消化不良。

五代獨門食譜

龍骨牡蠣湯。

材料 桂枝2錢、白芍藥2錢、龍骨2錢、牡蠣2錢、蓮子心2錢、生薑3片、大棗15粒捏破、甘草1錢。

作法 藥材洗淨，鍋中放水600cc浸泡半小時，煎煮至150cc；次煎用水500cc，煎煮至150cc，將兩次藥液混合，分成2～3份。

吃法 一天分2～3次，餐後服用。

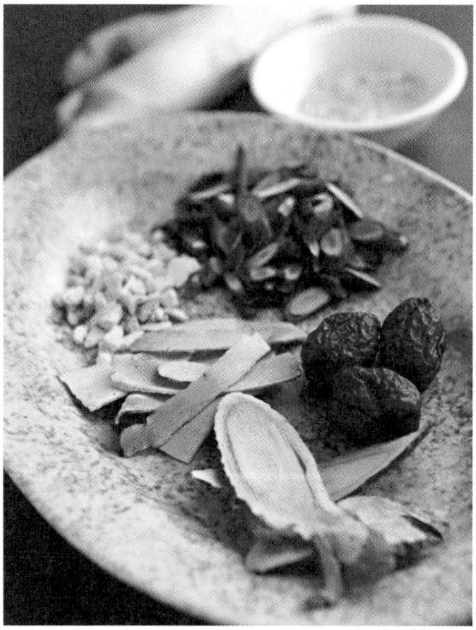

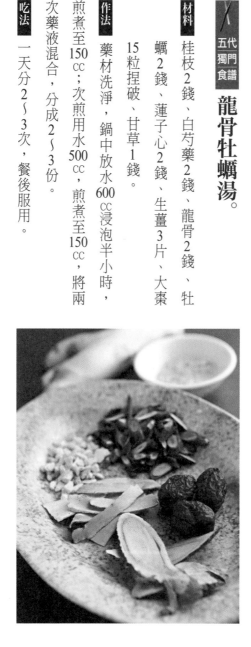

Part 5

婦女病症

痛經有特效藥？
可吃蓮霧、番茄、西瓜、茼蒿等「寒性蔬果」；
坐月子一定要吃麻油雞？
夏天吃太燥熱，不適合燥熱體質的產婦。
婦女常見病症，祖傳秘方教你保養之道。

三味尾冬骨湯
改善習慣性流產

不孕症的女性愈來愈多，以前以生產完第一胎後，第二胎才出現不孕症的症狀較為普遍，現在則是第一胎開始就有不孕現象。而「習慣性流產」的情形也愈來愈多。

杜仲、續斷改善腎虛型流產；山苧麻改善熱症流產

在懷孕六個月期間，連續3次發生流產或死產，便稱為「習慣性流產」。一般人認為流產是屬於腎虛，所以以杜仲、續斷來進補。不過我父親發現，腎虛只是導致流產的原因之一，現代女性不孕的原因，除了腎虛之外，同時體內還有「熱症」，所以單單只靠杜仲、續斷來補腰、補腎是不夠的，必須再加入清熱藥，清熱藥中，又以山苧麻的效果最好。

大致上而言，杜仲、續斷是用來改善「腎虛型」的流產；山苧麻是用來改善「熱症」的流產，不過現代人的體質大多又虛又熱，所以需要將這兩種結合在一起，才能達到改善的效果。

可以依照自己的症狀來做調整，平常容易腰痠的人，杜仲、續斷（各3錢）的用量可

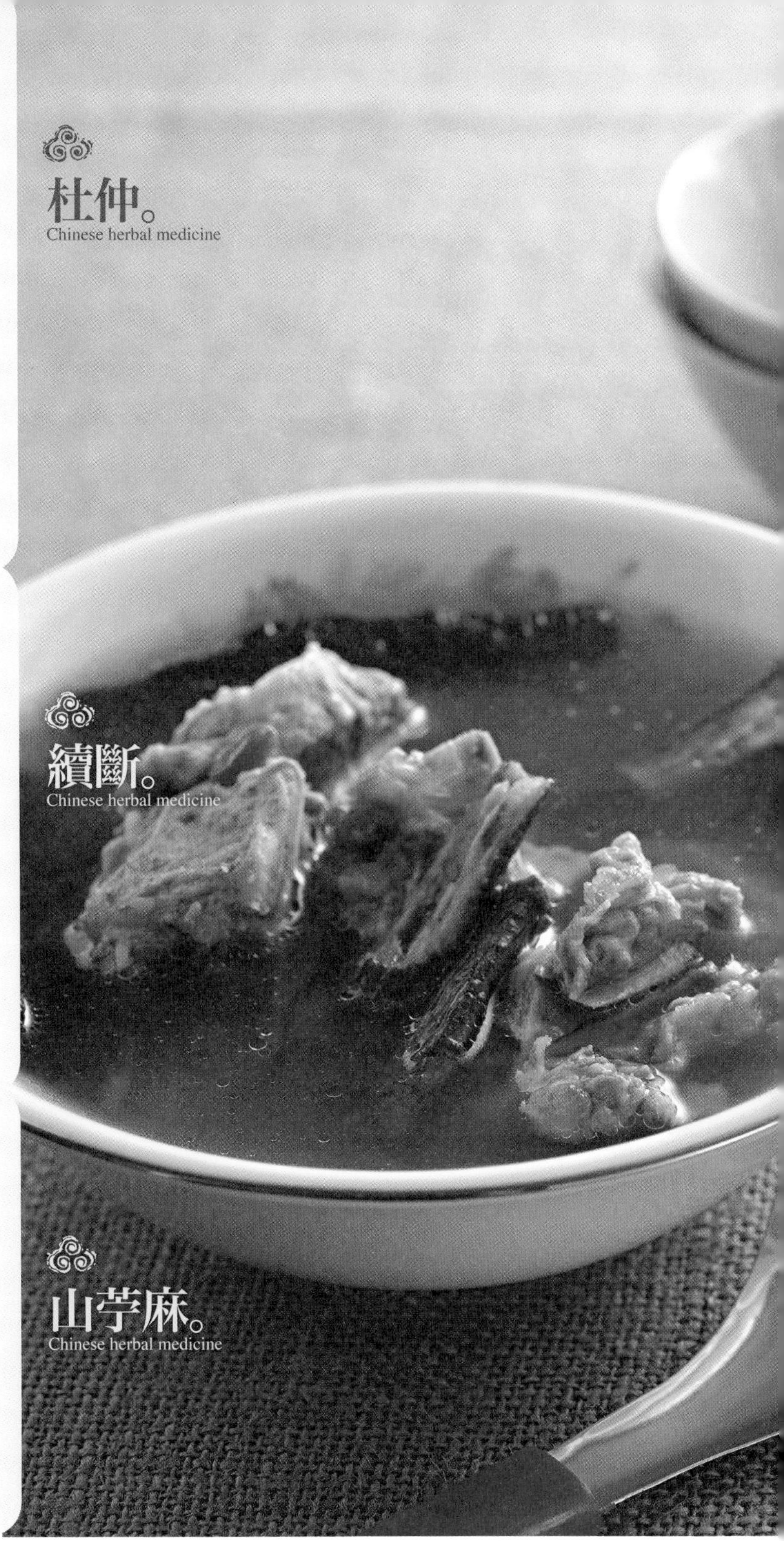

杜仲。
Chinese herbal medicine

別名 絲楝樹皮、絲棉皮、木綿、思仲、絲連皮、玉絲皮、扯絲片。

來源 杜仲科植物杜仲的樹皮。

性味 甘、溫、微辛。

功能 益肝腎、堅筋骨、強腰膝、暖子宮、安胎、除陰下癢濕，可治小便餘瀝、夢遺、腰膝痠痛無力、頭暈目眩、胎動不安。

續斷。
Chinese herbal medicine

別名 川斷、接骨川斷、屬折、接骨、馬薊、黑老鴉頭、小

來源 川續斷科多年生草本植物川續斷的根。

性味 苦、辛、微溫。

功能 補肝腎、強筋骨、續折傷、安胎、止崩漏，可治腰膝痠痛、跌撲損傷、遺精、帶下。

山苧麻。
Chinese herbal medicine

別名 苧麻頭、苧根、山茶仔。

來源 蕁麻科植物苧麻的乾燥根。

性味 甘、寒。

功能 清熱、涼血、解毒、利尿、安胎、散瘀。可治大熱大渴、赤白帶下、便血、小便淋瀝澀痛、婦女血熱崩漏、胎漏下血、產前後心煩悶。

以比山苧麻（2錢）多；如果是易口渴、便秘、嘴破、失眠的人，山苧麻（3錢）可以比杜仲、續斷多（各2錢）。

三年前，曾經有一位習慣性流產的患者上門求診，我開了幾個月的藥方，並建議她平常可以多吃「三味尾冬骨湯」之後，就沒有再看過她，直到前些日子，她帶了兩個小孩來看病，才知道後來已經很順利的懷孕生產，第二胎也不再發生習慣性流產了。

她說她以前吃了很多杜仲，但是防止流產的效果並不好，山苧麻以前的人很少用，甚至沒聽過，但是效果出奇的好，覺得很納悶。我說現代人喜歡吃重口味，幾乎三餐都會吃到油炸油煎的東西，而且喜吃肉、奶、蛋等高蛋白食物，尤其起司、巧克力、堅果更是含油量超高，這些高蛋白高脂肪身體吸收後代謝不了，就產生「內熱」隱伏起來，於是產生一些奇奇怪怪的症狀，補也不能補、瀉也不能瀉，考倒許多醫生，這時山苧麻是不錯的調理選擇。當然減少重口味才是養生基本原則，尤其晚餐更宜清淡，以免將代謝上的負擔留到睡眠、留到明天，形成惡性循環。

【三味尾冬骨湯，適合哪些人？】

- 習慣性流產的婦女，表現出容易腰酸背痛、疲倦、口乾、口破、睡眠差、小便黃等症者。
- 腰酸無法久站或久坐者，兼有疲倦、健忘、頭暈、白帶、小便黃或淋瀝澀痛或白濁、口渴、或大便出血、大便黏臭等部分症狀者。

食用禁忌 一般民眾皆可食用來強壯筋骨。

五代獨門食譜 三味尾冬骨湯。

材料

尾冬骨、杜仲2~3錢、續斷2~3錢、山芋麻2~3錢，紅棗、枸杞少許（用來提味，掩蓋山芋麻的苦味）。

作法

壹 將所有材料清洗乾淨。

貳 將材料加入約3~4碗水，淹過所有藥材，外鍋加1碗水，以電鍋蒸熟。

吃法

壹 飯後大約半小時喝一碗。

貳 可以只喝湯不吃尾冬骨。

參 連續飲用3~6個月進行調理。（剛開始一週天天喝，第二周開始每週2帖即可。食材以尾冬骨效果最好，當然也可以偶而變換其他食材。）

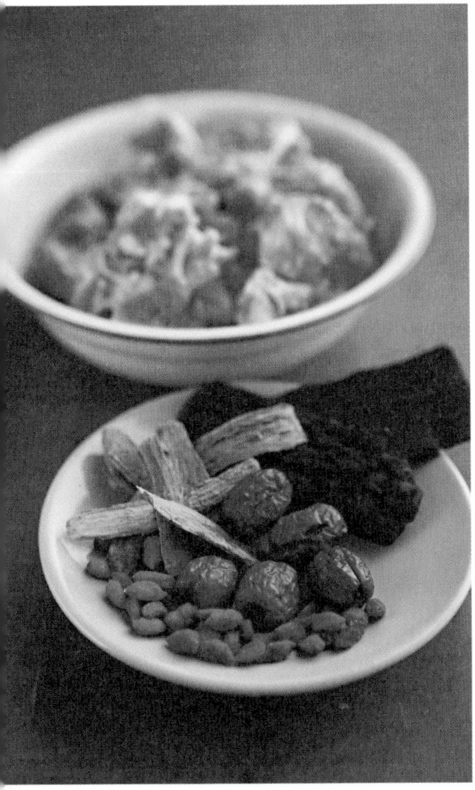

夏天吃青木瓜燉豬腳湯‧‧‧‧‧‧最清爽的月子餐

幾年前，一位剛生產完的朋友打電話給我，向我求救，原來在炎炎夏日裡，她剛生完寶寶，長輩為了替她坐月子，天天燉煮十全大補湯，她連續吃了數天後，已經覺得厭膩不堪，甚至一聞到補藥湯的味道，就開始害怕而產生想吐的感覺。

夏天吃麻油雞補身子，太過燥熱

我想這是很多產婦的心聲，坐月子是古老的傳統，是為了產後要快速恢復虛弱的身體，所以在一個月之中餐餐進補，即使吃不下或是不想吃，但礙於長輩的心意與身體的考量，還是得勉為其難的接受。尤其大多數的補品都過於油膩滋補，剛開始連續吃幾天，或許還會覺得美味，但是天天吃下來，換成自己到最後恐怕也會感到噁心、作嘔。

坐月子在冬天會舒服許多，天氣冷胃口較好比較吃得下，還可以溫熱補身，夏天吃就太燥熱了，台灣屬亞熱帶氣候，夏天很長，幾乎佔全年的四分之三，尤其國曆六月到十一月更熱，很多婆婆媽媽們在夏天悶熱的廚房裡，揮汗如雨幫女兒或媳婦煮這道月子料理，還沒端

青木瓜。
Green papaya

別名 番木瓜，番瓜、蓬生果、乳瓜、木冬瓜、萬壽果。

來源 番木瓜科植物番木瓜的果實。

性味 酸、溫。

功能 除濕痹、緩解痙攣疼痛、助消化、治腳氣、通乳。其乳汁富含番木瓜酶（木瓜酵素），可幫助蛋白質消化，可用於肉類軟化（使肉類容易煮爛）及分解消化潰瘍糜爛部位，使患處容易癒合；木瓜中的凝乳酶有通乳作用；青木瓜中另含有一種酵素可以刺激女性的黃體激素，促進乳腺發育。

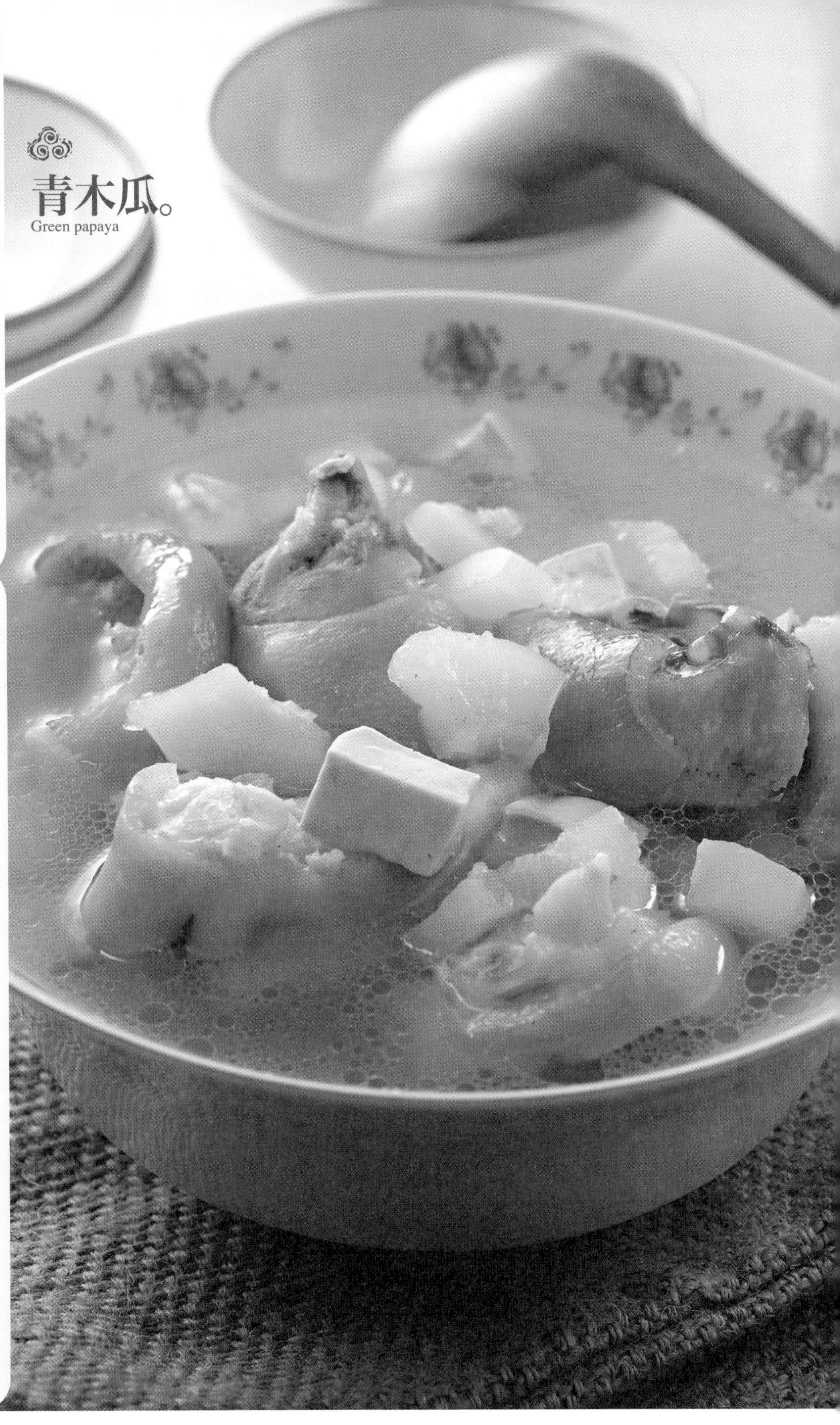

上桌，整個屋子都充滿了麻油和薑的熱氣，結果產婦不但聞到味道就吃不下口，還因此常常導致婆媳問題。

富含木瓜酵素的「青木瓜燉豬腳」，可幫助消化、分泌乳汁

青木瓜燉豬腳，是一道湯頭清爽的料理，同時又能達到進補的效果。食材選用皮較薄的豬前腳，較不油膩，加入豆腐補充蛋白質。米酒主要是提味，可以掩蓋住豬腳的腥味，不敢喝酒的人，可以省略，或是與豬腳一起燉煮，讓酒蒸發，只留下酒香。

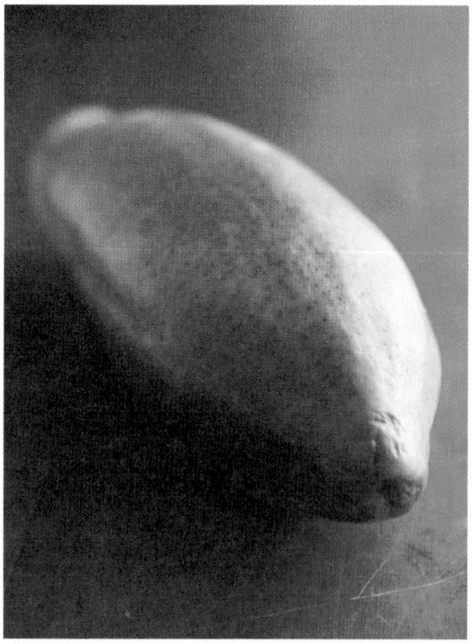

青木瓜吃起來軟中帶脆，其輕微的酸味可以開胃進食，並含有豐富的木瓜酵素，這是一種蛋白質的分解酵素，可以幫助消化豬腳裡面豐富的膠原蛋白，有很好的滋養作用。產婦喝了之後不但胃口大開，對乳汁分泌也非常有幫助。夏天坐月子很辛苦，偶而換換口味也不錯。若是在炎夏仍執意用古老的補藥湯頭，吃不吃得下是另外一回事，現代年輕的產婦多半帶有燥熱體質，補出問題將來還有一堆毛病要折騰，恐怕得不償失。

【青木瓜燉豬腳，適合哪些人吃？】

- 孕婦產後坐月子食用。
- 欲補充膠原蛋白保養皮膚者。
- 可用於增加產婦母乳量。
- 膠原蛋白及鈣質含量高，可用於避免骨質疏鬆及退化性關節炎。

食用禁忌
一般人皆可食用。

五代獨門食譜

青木瓜燉豬腳。

材料
豬前腳1斤、青木瓜半斤、豆腐一塊、薑五片、鹽適量、米酒一大匙。

作法
壹 豬腳洗淨後，放入滾水中汆燙約5分鐘，撈出泡冰水待涼，備用。
貳 青木瓜去皮、切開、去籽、切塊，備用。
參 取一砂鍋，把豬腳與薑片、水放入一起煮滾，待滾後轉小火再煮約30分鐘，接著放入青木瓜塊和豆腐煮約40分鐘，再放入鹽、酒調味。

吃法
依需求食用，沒有禁忌。

每週喝當歸赤芍湯 有效改善卵巢囊腫

年輕的病患陳小姐幾年前第一次來就診時，面色青白，露出非常焦慮不安的神情，因為她昨天在西醫婦科檢查，發現一顆約4.5公分大的卵巢囊腫，雖然西醫告訴她是良性的，要暫時觀察看看，但是她很害怕，擔心日後若轉成惡性腫瘤，豈不是很糟糕！

天天喝冷飲，把脈判出是極寒體質

她的心情，我能夠體會，畢竟身體裡藏著一顆不定時炸彈，每天活在恐懼之中不是一件好受的事。她直抱怨說：「怎麼會那麼倒楣，得了這種病？」我嘆了一口氣，心裡想，每個人的身體健康，除了車禍被撞真的屬於倒楣之外，其他疾病恐怕有很多都是自己造成的。

照慣例詢問一些飲食狀況，尤其是「喝飲料」的細節。她描述說，每天早上會喝一杯冰牛奶，中午便當配冰紅茶，晚餐之後再喝一杯加冰的木瓜牛奶，嘴饞時會吃一些點心，吃完會口渴再到便利商店買各種冷飲，平常每天兩杯以上的泡沫綠茶或冰咖啡。聽完她的描述，再把把脈，果不出我預料，脈把起來是極寒的體質。我也不忍心苛責她，只希望她能夠戒除這些垃圾食物，加上我的用藥與食療方子，幫她治癒之後將不再復發。

多吃燥熱食物就能中和極寒體質？極寒極熱之物，才是疾病來源。

她又問說，如果是極寒的體質，那麼是不是多吃一些極燥熱的食物，如鹽酥雞、燒烤之類的食物，兩者就會自動達到平衡？其實很多人都這樣想，但是沒有那麼簡單，中醫的理論說「人活在天地之間，秉受中和之氣」，食物中最平和的就是米食，故成為我們的主食；其他微寒微熱之品，就成為我們的副食；而極寒極熱之物，則是我們疾病的來源。同時吃進極端的食物，使我們運行中的氣血產生逆亂，寒熱不可能會中和。

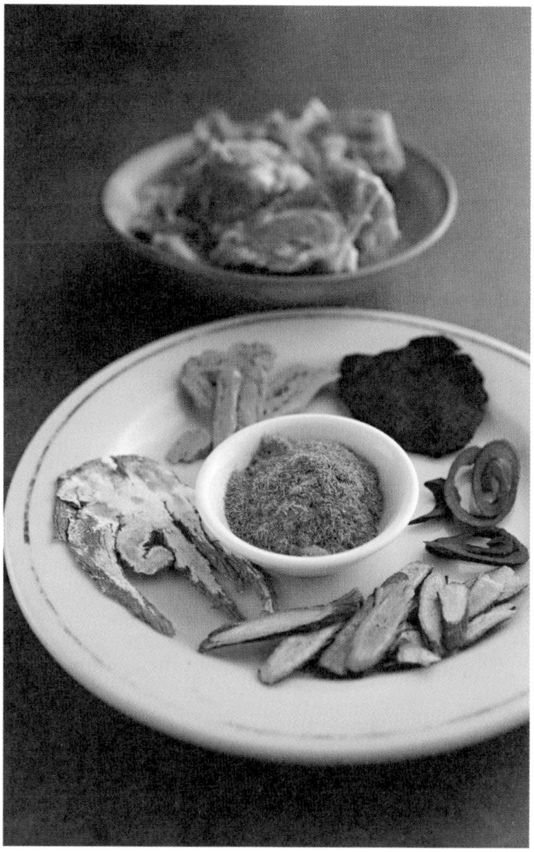

她又問說如過戒除冷飲，多久囊腫自己會

消失不見呢？我說這因體質而定，最快也要半年以上，而且還不見得會完全消除。任何腫瘤都是和時間賽跑，拖越久危險性越大，最好戒除冷飲並同時接受中藥治療，這樣療效會很確實，也比較安心。

祖傳「當歸赤芍湯」常飲暖身，每週喝1～2次，可以確保不會再犯。

她使用了較高級的藥材，兩個月後檢查卵巢囊腫已經消失不見，而且連長期的白帶和手腳麻木、眩暈、頻尿的現象都改善了，她很高興又多服用了幾個月，最後希望我能提供她一些保養體質的食療方法。

我知道體質改善之後她一定又會開始喝冷飲，於是告訴她可以使用祖傳的「當歸赤芍湯」作為藥茶常飲暖身，每週喝1～2次，可以確保不會再犯。洗澡時半身坐浴熱水10～15分鐘也有很好的預防效果。

經過這幾年，她介紹許多婦科患者前來看診，我打聽之下知道她每半年就做一次婦科檢查，結果都很正常。而且如我預料，果然多少又開始喝「一些」冷飲，不過是比以前節制了許多。

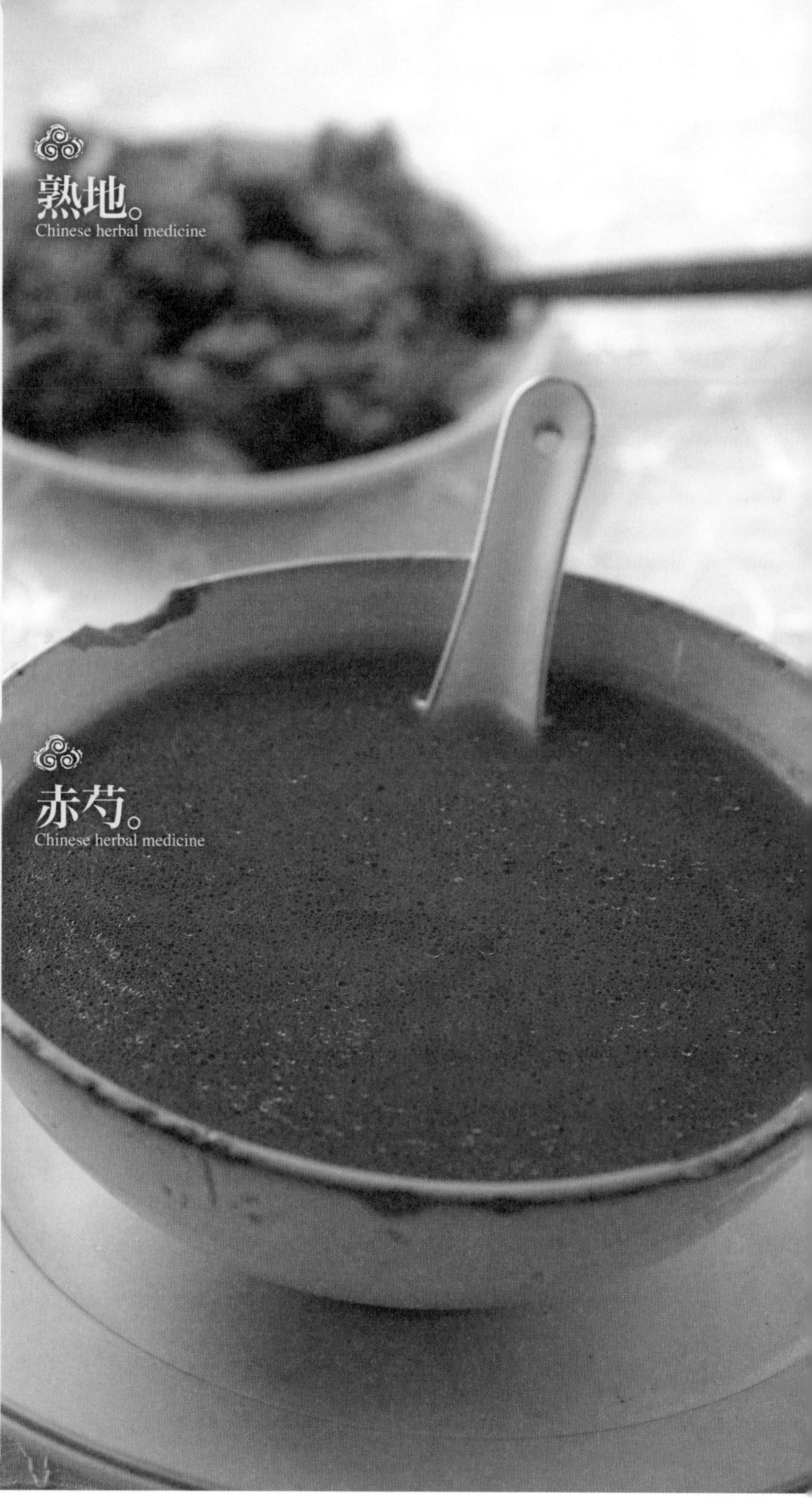

熟地。
Chinese herbal medicine

別名 熟地黃、地黃、伏地。

來源 玄參科植物地黃的塊根。

性味 甘、溫。

功能 填精益髓、補陰生血、利血脈、黑髮烏鬚。可用於勞傷筋骨麻木、陰虧導致的發熱、乾咳、喘促、便秘。

赤芍。
Chinese herbal medicine

別名 木芍藥、紅芍藥、赤芍、山芍藥、野芍藥。

來源 毛茛科植物芍藥或川赤芍的乾燥根。

性味 苦、微寒。

功能 散瘀止痛、清熱涼血、消腫。可用於目赤腫痛、經閉痛經、癥瘕積聚、肝鬱脅痛、腹痛、吐血衄血、跌撲損傷、癰瘡腫毒。

【當歸赤芍湯，適合哪些人喝？】

- 寒性體質或貧血，兼有卵巢囊腫的人保健使用。
- 循環差，稍不動就出現手腳麻木，或天氣一冷就手腳冰冷者。
- 女子虛寒貧血者，出現面色恍白、天冷容易手腳冰冷、月經週期延後、經來會痛經腰痠，或平素白帶多，陰部容易感染者。

食用禁忌 熟地較為黏膩不易消化，故腸胃差，吃東西容易腹脹或腹瀉者，宜再加陳皮、砂仁各1錢同用，避免礙胃。

五代獨門食譜

當歸赤芍湯。

材料 當歸2錢、赤芍2錢、蒲黃2錢、白朮2錢、熟地2錢、肉桂5分。

作法 頭煎3碗水煮八分，次煎2碗水煮七分，兩次煎液混合。

吃法 藥汁分兩次早晚飯後服用。一周二帖。

抗發炎的亞麻仁油、寒性蔬果
調理經痛很有效

痛經是常見的婦科疾病，以往老一輩的人都會認為痛經屬於寒症，是在月經期間過食生冷或是受寒而引發，通常會使用「溫經活血」的藥方治療，最常用的食療則是「老薑煮紅糖」，這樣確實對於虛寒性痛經有效，但對「熱性痛經」卻不見得有效果。

月經期間不可碰涼性物？並不適用現代女性的「發炎性痛經」

父親長期的臨床經驗中，發現現代女性痛經屬於虛寒性的已漸漸減少，取而代之的大約有一半是「發炎性痛經」，也就是中醫所謂的「熱性痛經」，反而使用「清熱涼血」的藥物治療而收到明顯療效，打破了「月經期間不可碰涼性物」的傳統觀念。直到我這一代行醫這十幾年當中，亦發現女性痛經絕大多數都已經變成「發炎性痛經」，傳統所說的「子宮虛寒而痛經」的說法幾乎已不復存在。

究其原因，當然是拜西式飲食和垃圾食物之賜，常吃這些燥熱和高熱量食物，日積月累之下子宮和卵巢就容易發炎。

我常覺得東方人吃西式飲食，所受到的傷害實在比西方人吃西式飲食來得嚴重一百倍。一樣吃這些高熱量食物，西方人較勤於運動，東方人運動量實在不多；西方人吃漢堡、牛排、炸雞等食物都會配上生菜，平衡了某些燥性，東方人則很少見到敢吃生菜的；西方國家氣溫偏冷，如美國一年只有四分之一夏季，而台灣一年超過四分之三都是炎熱的夏季，多吃燥熱焉能不助火？於是就讓身體到處發炎、到處作怪。

月經來很痛該怎麼辦？急救食物：番茄、蓮霧、西瓜、龍葵、茼蒿等「寒性蔬果」

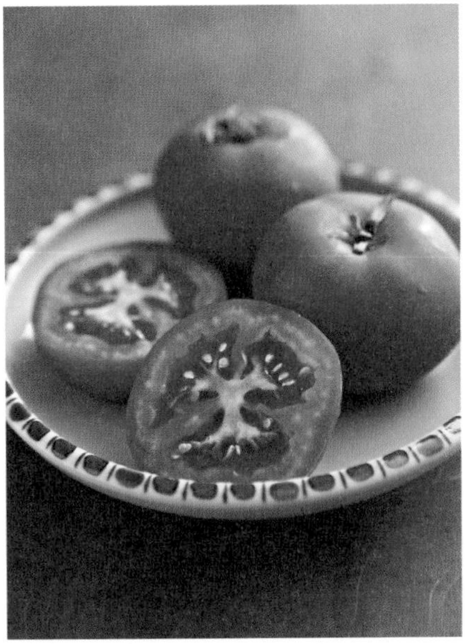

我治痛經除了傳承父親的「清熱涼血法」之外，都會建議配合多吃「亞麻仁油」，臨床療效實在很滿意，甚至就連痛經最嚴重的「子宮腺肌症」都可以消彌於無形。子宮腺肌症的痛經真是要人命，劇痛的程度幾乎和生小孩一樣，再加上現代醫學對於此症完全沒輒，連吃止痛藥都不見得有效，由此可以想像很多婦女因此將子宮拿掉。

亞麻仁油有很好的「抗發炎」效果，又是人體必須的脂肪酸，是上天賜給愛吃垃圾食物的現代人的一個寶貝。或許它的味道很多人不能接受，其實多吃幾次就習慣了。亞麻仁油和橄欖油一樣，以冷壓的效果最好，可以和米混合煮成飯，也可以在水炒青菜時拌入，或是青菜煮熟後趁熱拌入，每天喝亞麻仁油至少10cc，效果最好。如果還是不能適應，市面上可以買到亞麻仁油膠囊，一天可吃大約4粒，服用方便又有效。

既然現代人的經痛大多是一種發炎，如果要救急的時候可以多吃寒性的水果，例如番茄、蓮霧、西瓜等。龍葵或茼蒿也可以幫助在最難過時減輕痛苦。好用的天然植物藥就在妳身邊，不要忘記了！

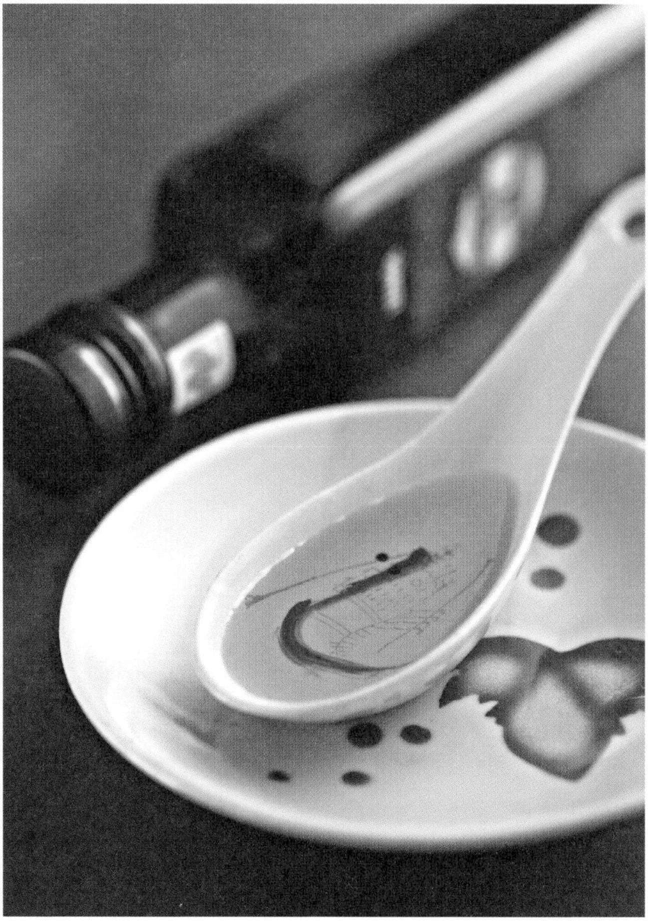

Part 6

抗癌養生食療法

癌症並不是絕症，改變飲食習慣是關鍵。
我的家族至今數百人，無一人得癌症，
就是掌握健康的食材和烹煮方法，
抗癌養生其實一點也不難。

五代中醫家傳抗癌養生菜單

三餐這樣吃最健康

很多人認為得到癌症就等於宣判死刑，緊張、恐懼、悲觀，惶惶然不可終日。其實癌症並不可怕，只要還沒達到危及生命的地步，立刻檢討飲食並改變飲食，我的治療經驗中，甚至比高血壓還好治。

菜不一定要炒才會好吃，少吃高溫煎、炒、炸食物

很多癌症患者雖然有心想要改變飲食，但實在不知道要吃什麼才會對身體比較有幫助，於是又回到過去的飲食習慣中，慢慢讓癌細胞侵襲全身而死。有鑑於此，我在這裡提供較容易製作或是取得的食材，方便大家做選擇。

當然，攝取好的食材也要注意烹調方法，若是經過高溫煎、炒、炸所料理出來的東西，再好的食物也是枉然，同時也是一種浪費。常常看到很多人買了最好的冷壓初搾橄欖油，卻拿來高溫炒菜，好油立刻變成氧化的劣質油，要吃這種變質的油還不如吃豬油。

菜不一定要炒才會好吃，用少量水煮熟加鹽、蔥或蒜，拌入橄欖油，就是一道美味又健

康的料理，好吃的程度一點都不輸給高溫快炒。

癌症最難治的是家庭主婦，因為她們就算想用健康的料理，也會因為顧忌水煮的東西不好吃，怕妨礙公婆、先生、寶貝小孩的胃口而放棄，又不能只煮給自己吃，所以每天還是在那裡油煎、油炸、油炒，一直到大家健康都出了問題，自己也賠上性命。

身體代謝差的人，排除毒素至少需要一、二十天左右

我其實也不是完全反對吃這些煎炸炒的東西，或是三高飲食，「偶爾」給自己一些重口味並無傷大雅，雖然不健康但也不會動搖根本，因為只要給身體幾天時間，它會漸漸代謝掉這些毒素，問題是大部分的人都是

張院長養生觀　張院長的養生用餐順序

① **喝湯**—先喝一碗溫熱的菜湯。

② **先吃青菜**—吃掉1／2量的青菜，吃時沾1～3種油品吃，可以酌量加點醬油調味。

③ **吃主食**—開始食用主食，任選1～3種，先吃1／4量。

④ **吃蛋白質類食物**—吃些豆腐、南瓜、地瓜、排骨肉等含較多蛋白質的食物。

⑤ **享用完畢**—接下來隨心所欲將桌面上的食物享用完畢。

註 煮的時候要斟酌吃的完，不致於過飽過撐的量，吃不完的話千萬不要放冰箱隔餐加熱吃，尤其不要隔夜。

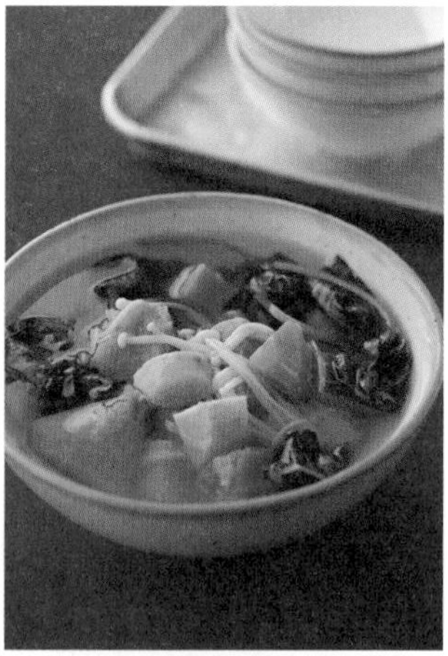

▲ 可以任選五種蔬菜，再搭配南瓜或地瓜的湯底，就是簡單又營養的養生湯品。

每天、甚至每餐吃這些有害食物，這是一種長期習慣，一旦養成重口味的「習慣」，身體根本來不及代謝，就會漸漸累積，日久毒素侵犯組織、器官，產生發炎、阻塞而缺氧，營養也沒辦法正常供應細胞，而使細胞產生癌變。

所以癌細胞其實是正常細胞轉變而來，這就像歷史裡面的改朝換代，都是一些暴君或昏君讓老百姓沒飯吃，善良的老百姓餓怕了就會揭竿起義反抗政府，或是變成流寇危害其他百姓，好細胞變成癌細胞就是這個道理。

至於年紀大的人代謝較差，排除毒素至少要十幾二十天的時間，更需要注意重口味、不健康的食物，犧牲一點口腹之慾，換來一身的健康是很值得的。

張院長開菜單——三餐這樣吃，最養生！

有些人可能覺得用食療治療癌症效果太慢，我建議可以搭配某些藥材一起使用，效果會大大提昇。

很多人都知道蔬菜水果都有抗氧化功能，卻不知道中藥材抗氧化能力更強，就是因為它的抗氧化能力強才被稱之為藥。例如「龍葵」這種植物，雖然是野菜的一種，但是因為它的抗氧化功效太強，所以便拿來作為藥材使用。以下提供的抗癌養生菜單，簡單又方便，大家不妨可以試試看。

抗癌養生菜單

早餐	午晚餐	備註
飲料 黑豆漿、糙米漿 薏仁漿、四神漿 有機豆漿 薏仁山藥豆漿 **配食** 菜包、蔬果三明治 五穀麵包、雜糧土司	**抗氧化蔬菜** 地瓜葉、綠花椰菜 大番茄、高麗菜、蘆筍 黑木耳、黑香菇 金針菇、芥蘭、龍葵 四季豆、紅蘿蔔 包心白菜、南瓜 菠菜、青江菜、地瓜 芹菜、茄子 紫菜、海帶 有機手工傳統豆腐 **主食** 糙米、蕎麥、燕麥 馬鈴薯、地瓜、黃玉米 **肉品** 豬排骨 去皮雞肉或火雞肉 **調味料** 生薑、大蒜、豆豉 洋蔥、有機醬油 **油品** 冷壓亞麻仁油 冷壓橄欖油 冷壓苦茶油 冷壓芝麻油	**【素食者的吃法】** ①豆腐、南瓜、黃玉米、地瓜先熬湯20～30分鐘，水不要太多以免湯喝不完浪費營養。 ②蔬菜任選5種，洗、切，放入煮沸的鍋中，可按照易熟的程度先後放入，不宜久煮。 ③調味料任選1～2種，最後放入，煮1分鐘。 **【葷食者的吃法】** ①以豬排骨熬湯作為高湯。 ②蔬菜任選5種，洗、切，放入放入煮沸的鍋中，可按照易熟的程度先後放入，不宜久煮。 ③調味料任選1～2種，最後放入，煮1分鐘。

早餐喝一杯四神米漿
補脾健胃的最佳養生早點

現在人生活忙錄，不管是大人小孩的早餐，通常是在早餐店解決。不過這些早餐店卻都隱藏著很多危機。選擇中式的早餐店裡的燒餅、蘿蔔糕、飯糰，油膩難消化，豆漿、米漿，容易引發脹氣，而且過甜；而西式早餐店裡，蛋餅、漢堡、炸雞、熱狗等等，同樣也是油膩、重口味，吃下這些早餐，一整天都會渾渾沌沌的。

四神有助脾胃，薏仁可以清熱除濕

很多人都很好奇，我平常看診、做研究、教課這麼忙，有時間吃早餐嗎？吃的又是什麼呢？根據祖傳食療法的原理，配合現代人體質的需求，我自己改良研發出「四神米漿」，這是一道好消化又方便的早餐，可以讓一天的開始，擁有飽滿的精神。

四神（蓮子、芡實、淮山、茯苓）溫和又營養，對於脾胃非常好，長期食用，有助於腸胃保健。台灣的氣候比較潮濕，在四神裡加上薏仁可以清熱除濕，還能加強四神對腸胃的功效。

四神米漿，清爽可口的養生早點

腸胃不好的人，光吃腸胃藥來抑制病情只能短暫治標，從脾胃改善才是治本之道。以前的人大約三十五歲時，脾胃處於最佳的狀態，但現代人的脾胃，大約在二十歲就達到高峰，隨著年紀增加會愈來愈弱。

早上起床後，沒有胃口時，可以將四神米漿裝在保溫瓶中慢慢飲用，我有時看診時過於忙碌，來不及吃早餐，就可以邊工作邊飲用，補充體力。如果覺得光喝四神米漿沒有飽足感時，可以再搭配五穀麵包或是雜糧吐司。

很多老人家早餐習慣一定要吃飯，他們喜歡吃稀飯，配些煎蛋、肉鬆、醬瓜，不過每天要準備這麼多東西，有時候會過於麻煩，所以這道四神米漿，將米飯改變作法變成米漿，對老人家而言，也是清爽可口的養生早點。

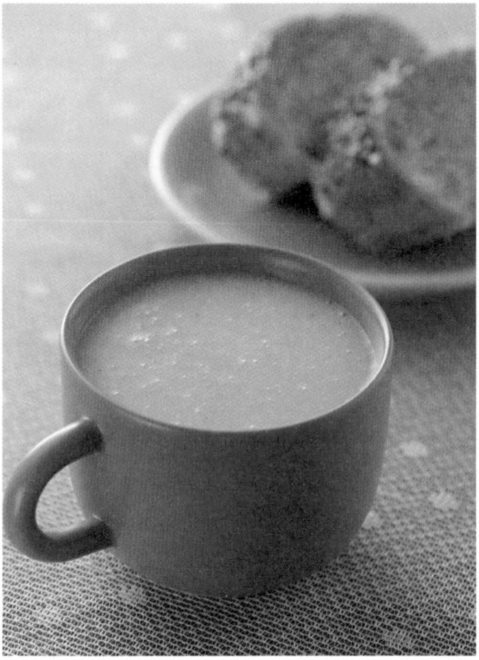

▲ 四神加上薏仁，打成四神米漿汁，對於腸胃有很好的保健效果。

薏仁含多醣體，是最佳抗癌盛品

有些人早餐喜歡喝米漿，但外面賣的米漿普遍過甜，加上含有花生，不知不覺會喝下高熱量；豆漿則不易消化，容易產生脹氣，讓一早的腸胃很不清爽。

蓮子。
Lotus seed

別名 蓮實、蓮米、蓮肉。

來源 蓮花睡蓮科水生草本植物蓮的種子。

性味 甘、澀、平。

功能 補脾止瀉、養心安神、益腎澀精止帶。可用於心煩失眠、脾虛久瀉、腰痠疼、男子遺精、女子赤白帶下。

山藥。
Mountain

別名 淮山、淮山藥、懷山藥、長薯、大薯、山藥薯、田薯、薯蕷等。

來源 薯蕷科薯蕷屬山藥塊莖。

性味 甘平。

功能 補脾肺腎、益氣補虛、收澀固精、止瀉、止小便頻，治消渴、久咳、遺精帶下，具有降血糖、抗氧化及增進免疫機能等功效。

茯苓。
Chinese herbal medicine

別名 茯菟、茯靈、伏苓、伏菟、云苓、茯兔、松苓。

來源 多孔菌科植物茯苓的乾燥菌核。

性味 甘平。

功能 健脾、利水滲濕、寧心安神。可用於脾虛納差、便溏泄瀉、水腫、心神不寧、驚悸、失眠、痰飲眩暈等。

芡實。
Chinese herbal medicine

別名 雞頭、雞頭米、雞頭實。

來源 睡蓮科芡的乾燥成熟種仁。

性味 甘、澀、平。

功能 健脾止瀉、收斂、固腎澀精、滋養強壯。可用於小便頻數、夜尿、遺精、泄瀉、婦女白帶、慢性腎炎等，屬虛證者。

我早餐喜歡用純糙米麩（也可選擇微甜的口味，口感較大眾化），加入四神粉、薏仁粉，加熱水混合攪拌，再搭配蔬菜三明治或全麥麵包、葡萄乾吐司，就是營養又好消化的早餐。

薏仁含有多醣體，是抗癌聖品。三餐的主食也可用薏仁以一比一的比例加入飯中，混合煮成薏仁白米飯或薏仁糙米飯。或是煮四神（蓮子、淮山、芡實、茯苓）薏仁湯，四神可以改善脾胃，薏仁可以排腎毒，加入豬腸或瘦肉一起燉煮，就是美味又養生的湯品。

飯後喝點薏仁湯，可幫助身體排掉毒素

薏仁湯是所有甜湯裡面，我覺得最值得推薦飲用的養生湯品。雖然綠豆湯、紅豆湯也都各有妙用，但因為豆類大多含有抑制胰蛋白脢的酵素，容易妨礙消化，產生脹氣、放屁。且豆類如果保存不良，很容易發霉，或感染肉毒桿菌的危險。

薏仁是穀類，相對的比較不會妨礙消化。大吃大喝後，容易產生堵塞而肌肉僵硬，飯後喝點薏仁湯，還可以幫助放鬆肌肉和排掉毒素。

薏仁也是我爺爺喜歡的食材之一。爺爺因為平日看診忙碌，每餐都不會吃太飽，擔心吃食過飽，大腦會變遲鈍，影響看診時的精神與專注力。所以奶奶會用四神、薏仁加水熬煮，下午看診累了或餓了時，就喝溫熱的四神薏仁水來補充水分和體力。

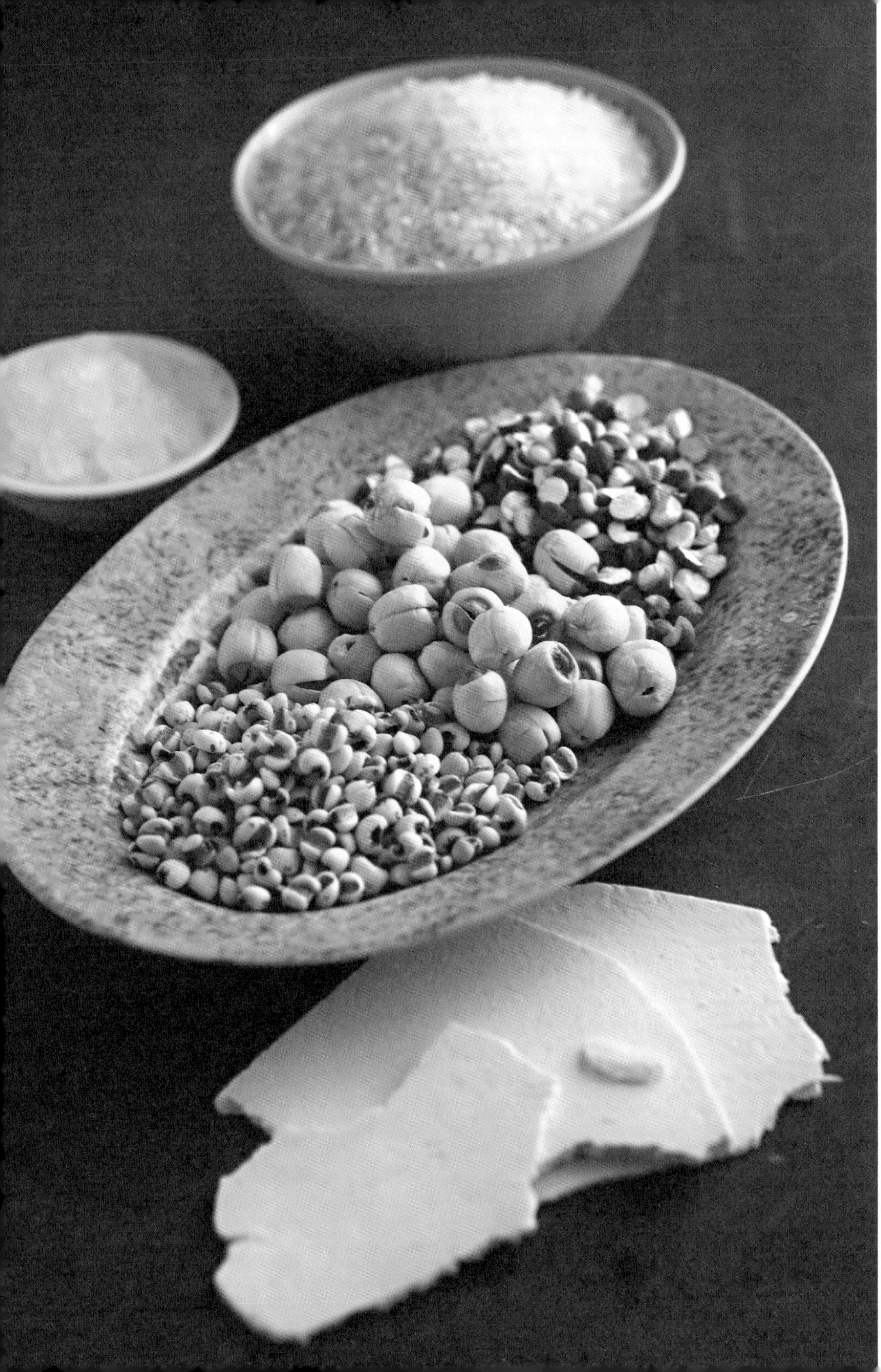

【四神米漿，適合哪些人喝？】

一般民眾營養補給，適合三餐不定食者補充營養。脾胃虛弱或大病初癒，食慾不佳者食用。減肥傷脾厭食者，可用以改善脾胃。脾虛水腫小便不利者，表現出胃口差、疲倦、口淡、面黃或恍白、站或坐久腳部容易水腫者。

食用禁忌 腸胃有濕熱，出現口渴、腸胃悶脹疼痛、大便燥結或便秘、小便黃，暫不服用。

五代獨門食譜 四神米漿。

材料 糙米1兩半、蓮子半兩、芡實半兩、淮山半兩、茯苓半兩、薏仁1兩、冰糖20g、水1600cc。

作法一：先煮再打漿

壹 除了茯苓以外，將所有的材料，包括蓬萊米、蓮子、芡實、茯苓、山藥、薏仁先浸泡三個小時，也可以在煮前的一天晚上就先浸泡，放入冰箱備用。

貳 水倒掉，將所有材料連同茯苓放入電鍋中，加水1600cc煮成四神稀飯。

參 將煮熟後的四神飯放到果汁機裡打糊，如果果汁機不耐熱，可以放溫了再打，打完後就變成米漿。

作法二：先打漿再煮

壹 除了茯苓以外，將所有的材料，包括糙米、蓮子、芡實、山藥、薏仁先浸泡三個小時，也可以在煮前的一天晚上就先浸泡，放入冰箱備用。

貳 將浸泡過的水倒掉，放入茯苓，另加入800cc的水，用果汁機打成漿。

參 另起一鍋也放入800cc的水，煮沸，再將步驟二打好的漿倒入，一起攪合拌煮。

肆 煮沸後轉小火再滾10分鐘，加糖攪拌後即可關火。糖的甜度與漿的濃稠度可適個人喜好調整。不加糖亦可。

吃法

壹 吃早餐時倒一碗四神米漿，配蔬菜三明治吃，米漿上面可以灑上堅果或是玉米片增加口感。沒時間吃早餐的人，可以把熱的四神米漿倒入保溫杯中帶到上班的地方，要喝時倒入另一容器放溫再喝。腸胃差的人若一次把米漿喝完，可能會出現脹氣，不妨改成少量多次飲用。

貳 隨時營養補給，可裝於保溫瓶中，要喝時另外倒到小杯裡再飲用，千萬不要直接以保溫瓶直接對口喝，一方面可能燙傷，另一方面口中有很多細菌，若短時間內沒喝完，可能會讓整個保溫瓶的四神米漿壞掉。

排毒之王龍葵稀飯、地瓜絲飯，活血消炎效果佳

很多前來求診的患者最常問的一句話就是：「院長您常吃什麼保養身體、預防癌症呢？」在這篇介紹幾種平常我會搭配食用的主食，例如早餐吃龍葵稀飯；午晚餐吃地瓜絲飯、蕎麥或白米混胚芽米煮飯，大家可以參考搭配著吃。

龍葵的抗氧化功能強，癌症患者很適合吃

在我傳承祖父及父親治療癌症的經驗，加上自己十幾年臨床所得，總結出癌症通常是「熱毒」、「血瘀」、「陰虛」、「氣滯」綜合交織而成的。「熱毒」通常是外來毒素在有意或無意下進入人體所引起，使組織發炎、促進癌變；「血瘀」則是血脂肪或賀爾蒙過多產生血路不通，阻斷身體自動修復發炎受損組織的功能；「陰虛」則是過勞、熬夜、燥熱使身體的免疫系統無法偵測出癌細胞而任由它發展，「氣滯」則是壓力、情緒不能控管、運動量過少或過多，使氣的運送失調而缺氧，身體一缺氧，可想而知細胞是不是會抓狂而容易「叛變」呢？

龍葵在蔬菜裡「活血」和「解毒」功能是數一數二的。何謂「活血功能」呢？即是可以將血液的黏稠度降低，使血液中的氧氣自然增加。除了活血功能外，龍葵本身是很好的清熱解毒藥，大多數的癌症都是身體在發炎和血路不通引起的，食用龍葵剛好可發揮其專長之功效，其他像痔瘡發炎、尿道發炎、肝臟發炎等，幾乎任何發炎都可以用龍葵來處理。

癌症患者若放化療之後食慾不振、疲倦乏力，吃幾次龍葵稀飯通常就會慢慢恢復，一般人也都可以每週吃1～2次幫自己清理一些毒素。不過，龍葵性稍偏寒，若吃太多則腸胃較虛弱者可能會無法負擔，出現腹部冷痛或拉肚子的症狀。

五穀米纖維含量很高，並不適合天天吃

每餐吃五穀飯似乎是不錯，但我個人覺得還是要有變化的搭配。例如白飯雖然營養價值不如五穀雜糧，但是吃起來比較有口感，我會建議可以用白飯來混煮五穀。為了健康也不見得要吃得那麼辛苦，況且變化口味才不會吃膩。例如用白飯混胚芽米煮地瓜絲，蕎麥、白飯混糙米，龍葵煮白稀飯或蕎麥粥等，口味變化無窮。

現在市面上有很多所謂「五穀米」事實上不只五穀，還加了很多豆類和堅果，這個我非常反對，因為五穀的纖維含量已經很高，胃腸不是很好的人餐餐吃已經有點受不了，而豆類大多含有消化酵素抑制劑，加在五穀飯中使消化更形困難，大多數人吃豆類會容易排氣，

就是豆類消化不良的證據，若再加上屬於高油脂、高蛋白的堅果類，真不知道我們的腸胃該如何逃過這個劫難了？腸胃弄壞了身體還會好嗎？這些食材不是不能混煮，而是十個人當中大概有七個人長久下來會出大問題。豆類當中只有豆腐和味噌不礙消化，可以常吃，其他紅豆、綠豆之類最好不要天天吃，否則排氣排個沒完還算小事，消化不良使毒素累積在胃腸中，有一天它會毒害我們身體造成遺憾。堅果所含的不飽和脂肪酸雖是必須脂肪酸，對人體很好，但是不要忘了堅果也是高熱量食物，飲食過於清淡而營養不良者可以多吃無礙，但是現代人一般體內燥熱毒素大多較重，適不適合放在飯裡每天吃？就得靠自己衡量看看了。

地瓜為何一定要「剉絲」才能吃？

前幾年非常流行吃地瓜餐排毒抗癌，在理論上是有用的，但那陣子來看門診的消化系統疾病患者也突然增加。

很多人以為吃地瓜放屁代表消化很好，其實這是錯誤的觀念，吃地瓜會放臭屁，就是表示腸胃消化能力不堪高纖維的負荷，反而使腸胃變差，腸內有害菌大量繁殖而出現異常發酵，因此排氣或臭氣排個不停。

台灣老一輩的人年輕時候曾因戰爭而只能吃地瓜，當時的人因為工作活動量大，身體氧氣充足使得消化系統較為強健，不會因為吃地瓜而感覺消化不良；反觀現代人因為活動量減少，有胃病的人口大大增加，如果整塊整塊的吃地瓜，很容易囫圇吞而影響消化。所以我都會建議大家必須將地瓜剉成地瓜絲，俗稱「地瓜簽」，在消化上就會容易許多。所以說吃錯方法，問題就來了。因為地瓜蒸熟之後是軟軟爛爛的，我們在吃的時候通常都是放入口中，用舌頭壓一下咀嚼沒兩下就吞進肚子，地瓜整坨進入胃裡，胃液無法馬上分解整塊黏稠的地瓜，消化不良於是就產生異常發酵，引起肚子脹氣，更糟糕的是地瓜因異常發酵在體內產生酒精，日子久就成為「不喝酒也醉」的現象，整天臉紅、體熱、煩躁、失眠、口渴，嚴重時哪一天抽血檢查才會得了酒精性肝炎，不喝酒卻得了酒精性肝炎，真是冤枉！所以吃地瓜最好要「剉絲」之後再吃，就是這個道理。

五代獨門食譜

龍葵稀飯。

材料 新鮮龍葵葉五兩（可至青草藥店購買）、白米適量

作法

壹 將白米用滾水或高湯熬煮成粥。

貳 加入新鮮龍葵葉再煮5分鐘即可，加鹽調味。

吃法 稀飯和龍葵的比例，大概以一碗煮好的稀飯裡面至少有10片龍葵葉的份量。龍葵莖也可以放入熬湯。一般人可以每週吃1～2次的龍葵稀飯保養，癌症患者剛開始一週可以每天吃，之後2～3天吃1次。

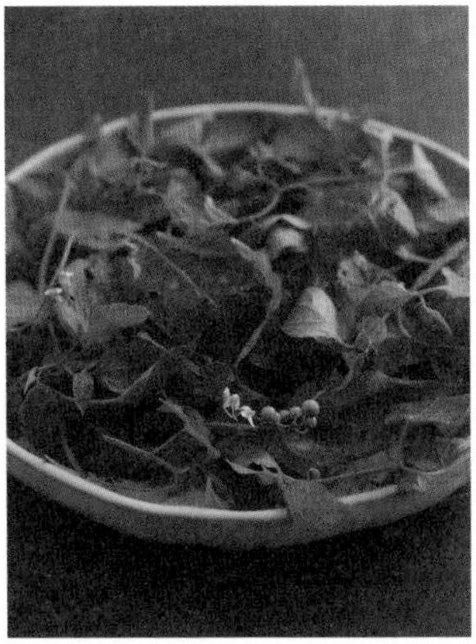

▲ 新鮮的龍葵葉活血效果最好。

五代獨門食譜

地瓜絲飯。

材料 地瓜1大條、白米2杯、水1500cc

作法

壹 地瓜洗淨削皮，用刨刀刨成絲狀。

貳 白米洗淨連同地瓜、水一起放入鍋中，用小火熬煮至地瓜鬆軟熟透即可。

吃法 可當早餐或宵夜吃，次數不限。

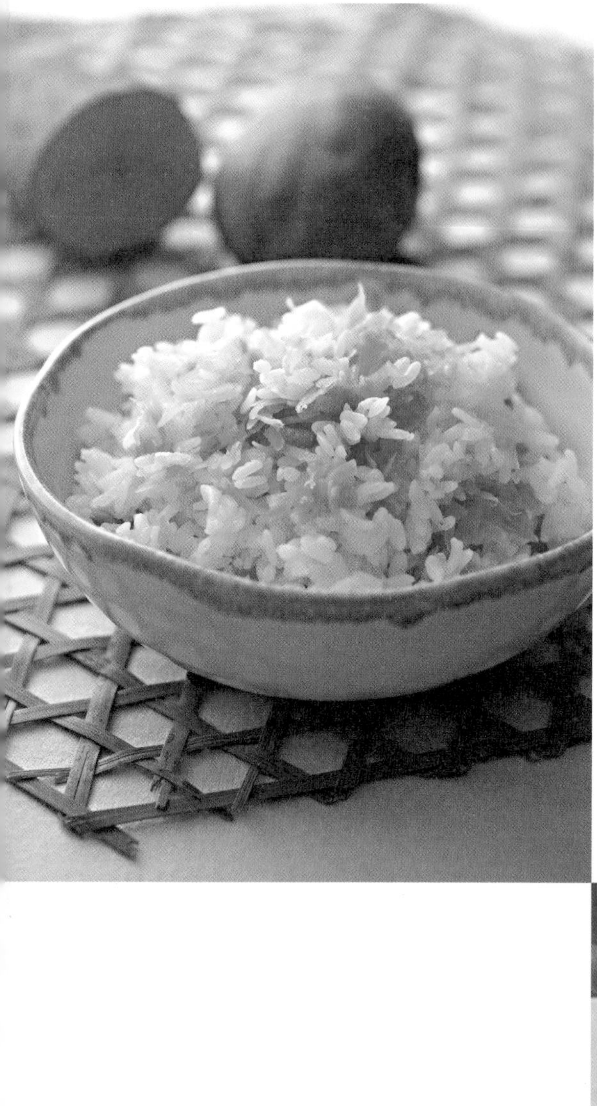

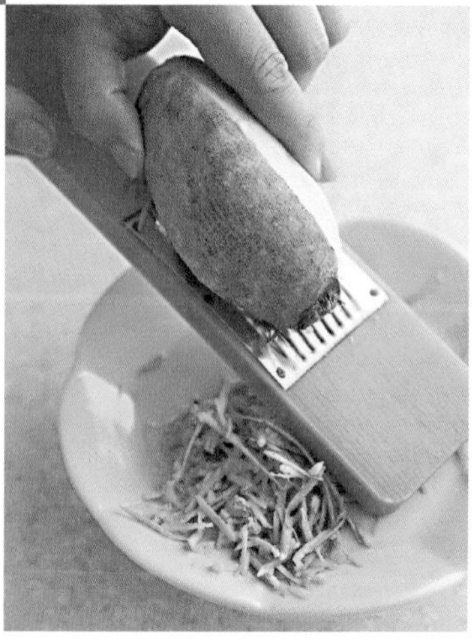

非寒性的蔬果米漿
任何體質都能喝的蔬果汁

很多人每天早上起床習慣喝下一大杯現打的蔬果汁，蔬果汁裡含有豐富的膳食纖維和抗氧化物，纖維可以幫助排便排毒，抗氧化物可以對抗體內的自由基，又是鹼性食物，可平衡現代人的酸性體質，聽起來似乎對人體確實很好，但是，要利用蔬果汁來達到養生的效果，有一些原則必需掌握及注意。

一大早飲用「寒上加寒」的蔬果汁，小心喝出大問題

對於嗜食魚肉、蛋類、甜食、乳製品、以及喜歡煎炸炒物等重口味食物的人，或具有便秘、酸毒體質的人，非常適合飲用蔬果汁，我在臨床上也會利用蔬果汁用來改善某些癌症。但是如果你的體質已經是寒性體質或是虛性體質（註），早上起來就喝下一大杯又寒又冷的現打蔬果汁，恐怕只會雪上加霜！（有些人以為在蔬果汁中加上多一點酵母粉，就能平衡寒性，其實這樣仍然抵銷不到十分之一的寒性。）

大部分的蔬果食材屬於性寒的食物，加上需置於冰箱冷藏保存，一大早就飲用「寒上

註 「寒性體質」容易怕冷、手腳冰冷，較不怕熱，或是吃冷物容易腰酸或腹瀉。「虛性體質」容易疲倦，講話多或上樓梯容易喘或累，容易頭昏，忘記喝水也不覺口渴。

加寒」的蔬果汁，會讓原本虛寒性體質的身體更加虛寒，出現代謝降低、頻尿、水腫、心臟無力、眩暈、營養不能吸收等症狀，活力和抵抗力也會跟著降低，嚴重者甚至容易受到感染而不易復原，接著引發其他慢性病的發生……。

用「蔬果米漿」代替全蔬果汁

建議大家，如果要喝蔬果汁，最好再加入糙米麩複方、小米、薏仁、蕎麥、酵母等食材，使蔬果汁的寒性不傷身體的陽氣。糙米是最中性平和的食物，尤其是秋天收割的更是上等，東方民族以糙米作為主食已經幾千年的歷史，幾千年我們的脾胃已經演化到最能消化它，形成能量的根基。有了這根基，任何營養才能發揮作用，所以俗話說吃米飯就是在「打底」，就是這個意思。糙米製成米麩更容易消化，有了糙米麩做底，蔬果的營養才能發揮作用，也才能扮演抗癌的角色。

【蔬果米漿，適合哪些人喝？】

適用各種體質，尤其肉類、動物性脂肪攝取過多者。

糙米。

Unpolished rice

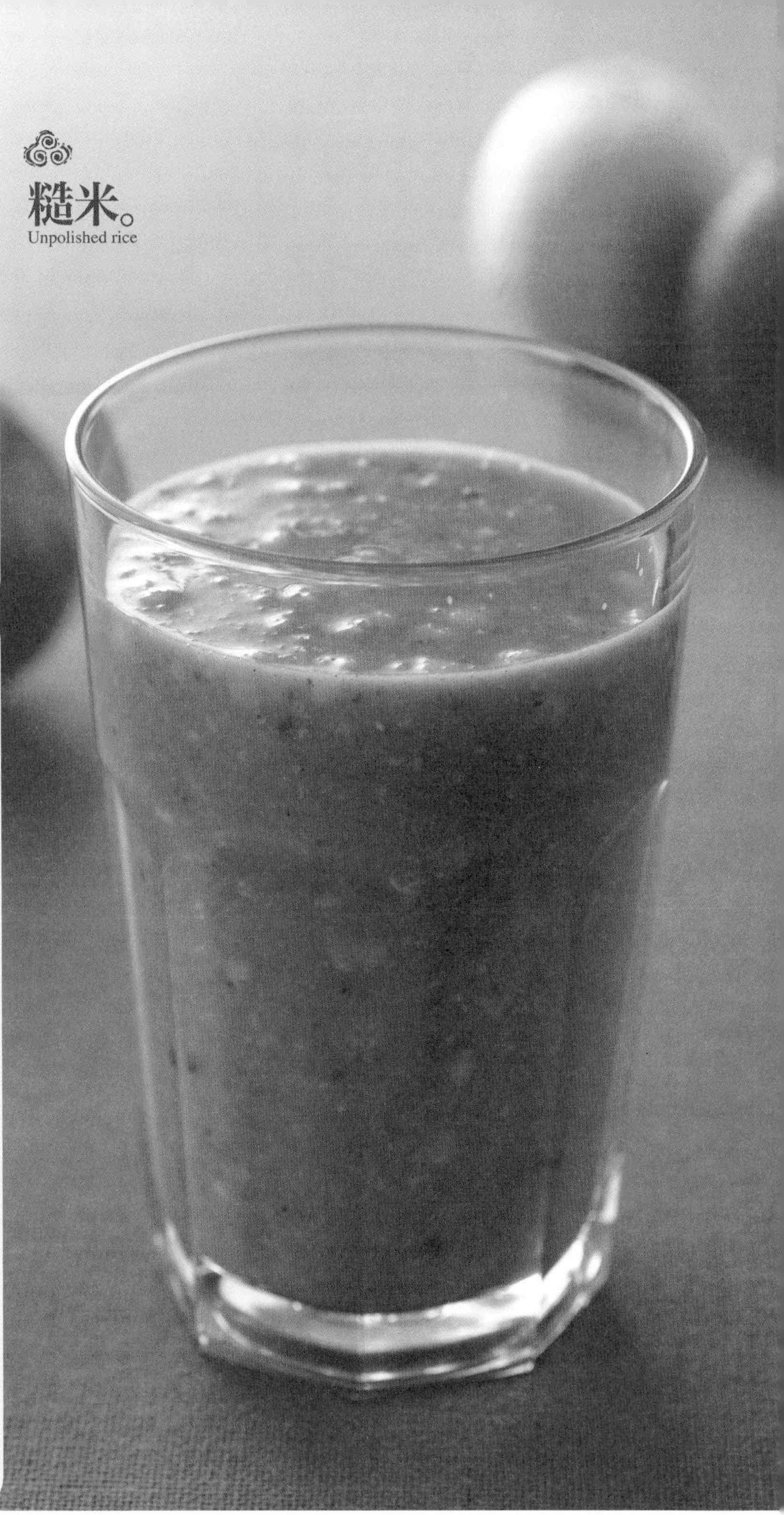

來源 除去外殼的全穀粒。即含有皮層、糊粉層和胚芽的米。

性味 甘溫。

功能 糙米營養主要是在胚及糊粉層中。含有豐富的膳食纖維、維生素B、維生素E及鉀、鎂、鋅、鐵、錳等微量元素。對血糖高、肥胖、貧血、便秘、情緒低落煩躁者有益。糙米能升高人體免疫、降低血糖、其膳食纖維可促進腸道益菌增殖，使腸道加速蠕動，助排便。糙米較白米有飽足感，利於控制食量，幫助肥胖者減肥。

註 **缺乏「維生素B群」會出現哪些症狀？**

八種重要維生素（維生素B1、B2、B5、B6、B12、葉酸、生物素、菸鹼酸），用於協助人體消化食物及合成化合物，缺之時可能會有血糖代謝問題、貧血、頭髮變色、消化不良、情緒不穩、精神分裂、意志不集中、便秘、神經炎、血管疾病、趾甲龜裂、腳氣病等諸多症狀出現。

食用禁忌

選擇新鮮有機糙米，因糙米保留了稻米外層組織，其農藥含量會比精米高出許多。

食用糙米需注意增加礦物質的攝取。糙米果皮的組織中含許多植酸。植酸會與礦物質結合成植酸鹽，阻礙礦物質的吸收。

五代獨門食譜

蔬果米漿。

材料　當季水果（當季水果任選4～6種，但是糖分過高的水果，如榴槤、釋迦、香蕉等不適合）、糙米麩複方（裡面有糙米、小米、薏仁、蕎麥）、酵母粉（可至超市購買）

作法

壹　蔬果汁打2/5的份量即可。

貳　用糙米麩複方先以冷水調開調勻，再倒入90度熱水，泡出3/5份量的溫熱糙米漿。米麩複方的內容以糙米為主，加上小米、薏仁、蕎麥，另外加些許的酵母粉。不可以有紅、綠豆和堅果類，否則會發脹氣。

參　將溫熱糙米漿慢慢倒入蔬果汁之

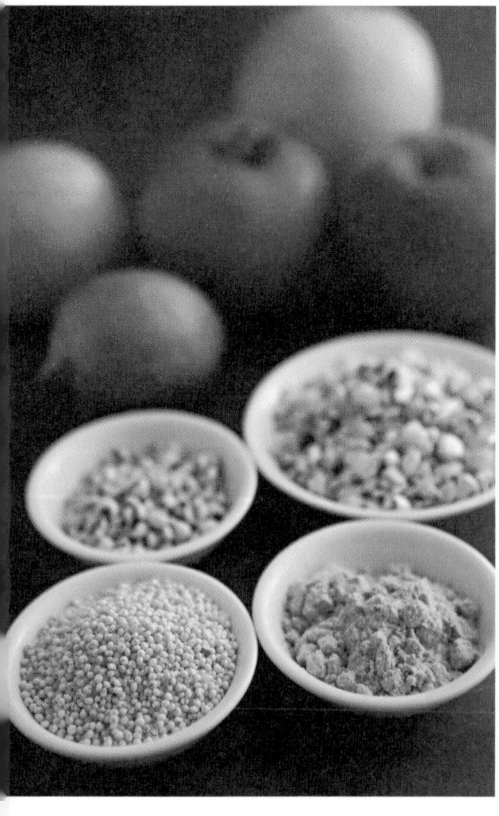

中，兩者混合之後會得到比體溫略高，大約38～40度的健康蔬果米漿。記得是米漿倒入果汁之中，順序不可弄錯，否則效果差很多。（原因是蔬果汁若倒入熱米漿，則前面剛倒入的部份溫度會提昇過快，使蔬果汁酵素氧化。）

肆 喝的時候在嘴裡含幾秒再慢慢吞下。

吃法 癌症患者或是想要預防癌症的人，最適合當做早餐飲用500cc左右。不要隔餐再食，一定要現作現喝以保新鮮。

張院長養生觀　早上千萬不要喝冷飲

除了食物本身有寒、熱性的區別，中醫所謂的「冷、熱」，也包含溫度的高低。每天喜歡碰太冷或太熱的食物，都是不良的飲食習慣。

有些人一早起床習慣飲用一大杯冷水，這個小動作會對身體造成很大的傷害，因為一早身體的陽氣正在慢慢上升，喝下一大杯冷水等於扼殺身體陽氣循環的氣機。只要你喝的水比體溫低，你的身體就必須付出很多能量將水加熱，直到與體溫相等才停止。虛寒性體質的人經不起這麼多的能量耗失，身體因此越變越差。有些原本不是虛寒的體質，因為經年累月的喝冷水或冷飲，能量散失久了，讓身體開始變虛、變寒而引發其他身體毛病。

冬天早晨起床喝的水至少要超過體溫37度，用一半室溫水（即置於室溫下的冷水）加上一半熱水調和，大約150cc～200cc為宜；夏天早晨喝的水可以比體溫略低，以室溫水加上些許溫水，可以喝到300cc～400 cc，晨起口乾口苦的人可以多喝一點。

切記，不管怎麼喝水都不要牛飲，瞬間大量灌水尤其冷水，會產生中醫講的「氣滯」「寒腎」現象，很傷身的，男人嚴重的話還會陽痿。

HealthTree 健康樹

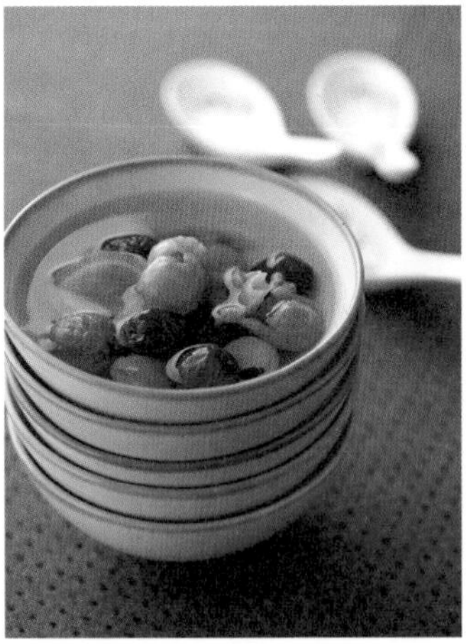

五代中醫《上》家傳食療治百病

作　　者　張鐘元・張維鈞
主　　編　陳永芬
責任編輯　姜又寧
封面設計　張天薪
內文排版　菩薩蠻數位文化有限公司

出版發行　采實文化事業股份有限公司
行銷企劃　陳佩宜・黃于庭・馮羿勳
業務發行　盧金城・張世明・林踏欣・林坤蓉・王貞玉
會計行政　王雅蕙・李韶婉
法律顧問　第一國際法律事務所 余淑杏律師
電子信箱　acme@acmebook.com.tw
采實臉書　www.facebook.com/acmebook01

I S B N　978-986-6228-03-2
定　　價　330元
二版一刷　101年06月28日
二版七刷　112年06月30日
劃撥帳號　50148859
劃撥戶名　采實文化事業股份有限公司
104台北市中山區南京東路二段95號9樓
電話 02-2511-9798
傳真 02-2571-3298
（新版封面，內容皆與舊版相同）

國家圖書館出版品預行編目資料

五代中醫（上）家傳食療治百病／張鐘元、張維鈞作---臺北市：采實文化，2010.06（健康樹系列；2）

ISBN 978-986-6228-03-2（平裝）

1.食療　2.養生　3.偏方

413.98　　99008474

如有任何疑難雜症，歡迎傳真至（02）2571-3298讀者服務部，或E-mail寄至acme@acmebook.com.tw，我們將轉寄張院長，協助解答您的問題，謝謝。

采實文化 ACME PUBLISHING